中医学与周易

主审 李德新
主编 李可大

中国中医药出版社
·北京·

图书在版编目（CIP）数据

中医学与周易 / 李可大主编 . —北京：中国中医药出版社，2020.12（2023.2重印）

ISBN 978-7-5132-6334-4

Ⅰ . ①中…　Ⅱ . ①李…　Ⅲ . ①《周易》—关系—中医学　Ⅳ . ① B221.5 ② R2-02

中国版本图书馆 CIP 数据核字（2020）第 139999 号

中国中医药出版社出版

北京经济技术开发区科创十三街 31 号院二区 8 号楼
邮政编码　100176
传真　010-64405721
三河市同力彩印有限公司印刷
各地新华书店经销

开本 787×1092　1/16　印张 14.75　字数 317 千字
2020 年 12 月第 1 版　2023 年 2 月第 2 次印刷
书号　ISBN 978-7-5132-6334-4

定价　68.00 元
网址　www.cptcm.com

服 务 热 线　010-64405510
购 书 热 线　010-89535836
维 权 打 假　010-64405753

微信服务号　zgzyycbs
微商城网址　https://kdt.im/LIdUGr
官 方 微 博　http://e.weibo.com/cptcm
天猫旗舰店网址　https://zgzyycbs.tmall.com

如有印装质量问题请与本社出版部联系（010-64405510）

《中医学与周易》编委会

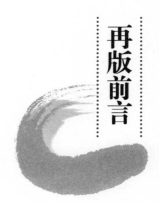

再版前言

　　父亲李德新教授毕生奉献于中医，尤其在中医基础理论研究方面造诣颇深。原著名为《医易学概论》，是当时为适应研究生教学需要而编写的教材，旨在说明《周易》的哲学思想和思维方式与中医学的关系。今重新编辑并出版，旨在为中医学子、中医爱好者提升对中医学哲学层面的理解提供一些参考。

李可大

2020 年 9 月

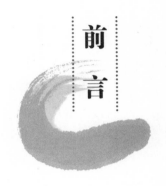

易学是研究《周易》的学问，《周易》是《易经》在先秦时期的称谓。从汉代开始，《周易》被尊为经，称为《易经》，为儒家经典的五经之一，并居其首。儒家尊奉的典籍，大都有经和传之分，传是对经的解释，而解说经和传者为学，称为经学。经、传、学三者既有联系，又有区别，关于《易经》系统的典籍亦是如此。《周易》的本义，仅指《易经》或《易经》中经的部分，不包括《易传》和易学。《易传》是解释《易经》的著作，汉朝学者称之为《十翼》，即《彖传》上下、《象传》上下、《系辞传》上下及《文言传》《说卦传》《序卦传》《杂卦传》，共七种十篇。随着汉代儒学的确立，《周易》被尊称为《易经》，汉儒将《易传》合入《易经》而经传并行，于是此后《易》所称《周易》包括《易经》和《易传》两部分，与先秦时期的《周易》原义不同。易学为专门研究《周易》经传，或做注解，或阐发其义理的学问。易学研究大致经历了汉代易学、晋唐易学、宋明易学、清代易学和当代易学几个阶段。在易学史上，由于对经传的解释不同而形成了许多学派，其中影响较大者为象数学派和义理学派。《周易》六十四卦、三百八十四爻的卦象、爻象及阴阳奇偶之数的合称，谓之象数。以象数解释《周易》的学派称为象数学派。宋代的象数学派提出了河图、洛书、太极图、先后天图和卦变图等许多图式，从而形成了易图学，其特征是以各种图式解释易理，说明世界。易图学是《易经》和《易传》原来所没有的，此在明代最为流行。义理是指《周易》六十四卦、三百八十四爻所蕴含的象征意义和哲学思想。以义理解释《周易》的学派称为义理学派。

易学是中华民族文化和学术的轴心。历代易学家和哲学家在解释《周易》经传时，往往援引当时的哲学思想、社会、政治、伦道观点，以及科学、宗教、文艺等知识和理论，以阐发易理。因此，中国古代的哲学、政治学、伦理学、宗教，尤其自然科学、文学、美学、史学等无不援引易理作为立论的依据。就哲学思想而言，历代易学所阐发的太极观念，成为中国古代哲学中宇宙论和本体论的理论基石。就思维方式而言，《易传》所蕴藏的辩证思维、直观思维和形象思维等，成为中华民族思维方式的典范。就自然科学而言，从汉朝以降，历代易学所阐发的阴阳五行观，便成为中国古代自然科学的理论基础，对中国古代的天文学、气象学、物理学、化学和医学都有深刻的影响。在《周易》从经至传至学的发展过程中，就理论思维的内容和形式来说，易学是后来者居上，并且《周易》在发展过程中逐渐摆脱了占筮的内容，成为中华民族的文化瑰宝、智慧的结晶。

关于《周易》与中医学的关系，素有"医易同源"说、"医源于易"说、"医先于易"说等不同的观点，其立论虽然不尽一致，但都从不同的侧面论证了《周易》与中医学有着密切关系。

中医学的形成和发展，离不开哲学的指导。易学与中医学的关系，主要表现为易学哲学对中医学的影响。《易》道广大，经纬天地，无所不包。《易》道既是世界观，又是方法论，集中体现于"一阴一阳之谓道"。中医学以易学哲学中的太极、阴阳、五行范畴作为构建本学科理论体系的哲学基础，并用以说明医学科学的问题。哲学范畴与医学相结合，不仅促进了中医学的形成和发展，而且也丰富和发展了中国古代哲学。在中国古代哲学发展史上，中国儒家哲学（易学哲学）、中国佛教哲学和中国道教哲学，彼此吸收，起伏张弛，形成了一条中国古代哲学发展的历史长河。其中，儒家哲学居于主导地位。虽曰："易具医之理，医得易之用。"（《类经附翼·医易义》）但佛教哲学、道教哲学也给中医学以很大影响。"不知易便不足以言太医"之说是不全面的。易学不是中医学唯一的理论基础和理论渊源，中医学也不是唯有借助易学才能发展。在现代，中医学只有以辩证唯物主义和唯物辩证法为世界观和方法论，以现代科学哲学和现代科学思维为指导，才能不断地创新，实现现代化。

《周易》为中华民族文化之源，莫不为举世学者所推崇。但它时而闪射出智慧之光，时而又映现出幽深之境，宛如在层层云雾之中，给人以神秘玄奥之感。

我们应当用辩证唯物主义和历史唯物主义的观点，深入研究和正确地评价《周易》在中华民族文化史上的地位和作用，以及对中医学的影响，揭开其神秘的面纱，吸收其合理的内核，从中汲取教益。

《周易》对中医学的影响至深，而对于《周易》与中医学关系的研究，至今仍在探索之中，前人所述不多，今人见仁见智。全书共分十一章，概要地介绍了《周易》的基本知识，《易经》《易传》和易图学的基本内容，易学的哲学思想和思维方式及其对中医学的影响，以及历代医学对易学的应用与贡献等。书末附有《周易》和《医易义》。前者为《易经》和《易传》的原著，后者为张介宾医易同源论的代表作。本书力求从源到流，为读者提供一点易学和医易学的基本知识。

易学是中国哲学史、思想史和文化史研究的重大课题，也是为历代学者所关注的重大难题。有关《周易》与中医学关系的论著不少，或肯定或否定，各抒己见，尚非定论。书中各图均为作者方专门绘制，诚恳地希望读者予以指正。

李德新

2000 年 3 月

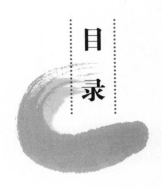

目　录

第一章　《周易》的基本知识 …………………………… 1

第一节　《周易》的基本概念 …………………………… 2

一、《周易》的名义 ……………………………………… 2

二、《周易》的概念 ……………………………………… 2

三、《周易》的性质 ……………………………………… 2

第二节　《易经》《易传》和易学 ……………………… 3

一、《易经》 ……………………………………………… 3

二、《易传》 ……………………………………………… 3

三、易学 …………………………………………………… 3

第二章　《易经》概述 …………………………………… 5

第一节　《易经》与占筮 ………………………………… 6

一、卜与筮的概念 ………………………………………… 6

二、占筮与《易经》 ……………………………………… 6

第二节　《易经》的组成结构 …………………………… 8

一、基本结构 ……………………………………………… 8

二、卦画、卦名、卦辞、爻辞 …………………………… 8

第三节　八　卦 …………………………………………… 10

一、八卦的概念 ………………………………………… 10

二、八卦的种类 ………………………………………… 10

第四节　六十四卦 ……………………………………… 13

一、六十四卦的概念 …………………………………… 13

二、六十四卦的卦名 …………………………………… 13

三、六十四卦的次序 …………………………………… 14

第五节　卦　象 ………………………………………… 16

一、卦象的概念 ………………………………………… 16

二、卦象的意义 ………………………………………… 16

第六节　卦爻辞 ………………………………………… 16

一、卦爻辞的概念 ……………………………………… 16

二、卦爻辞的内容 ……………………………………… 17

三、象辞之间的关系 …………………………………… 18

四、卦爻辞的意义 ……………………………………… 18

第七节　《易经》的象、数、辞、义 ………………… 19

一、象 …………………………………………………… 19

二、数 …………………………………………………… 20

三、辞 …………………………………………………… 21

四、义 …………………………………………………… 21

第三章　│　《易传》概述 …………………………… 23

第一节　《易传》的基本概念 ………………………… 24

一、《易传》的定义 …………………………………… 24

二、《易传》的结构 …………………………………… 24

三、《易传》与《易经》的关系 ……………………… 24

第二节　《易传》的内容 ……………………………… 25

一、《象传》 …………………………………………… 25

二、《象传》 …………………………………………… 28

三、《文言传》 ………………………………………… 30

四、《系辞传》……………………………………… 32

五、《说卦传》……………………………………… 32

六、《序卦传》……………………………………… 33

七、《杂卦传》……………………………………… 34

第三节　《易传》的哲学思想……………………… 34

一、《易传》的基本哲学范畴……………………… 34

二、《易传》的哲学思想…………………………… 39

第四节　《易传》的象数思维……………………… 41

一、象数的概念…………………………………… 41

二、象数思维的定义……………………………… 42

三、象数思维的内容和特征……………………… 42

四、象数思维的意义……………………………… 43

第四章　易图学概述………………………………… 45

第一节　易图学的基本概念………………………… 46

一、易图…………………………………………… 46

二、易图学………………………………………… 46

第二节　河图洛书…………………………………… 46

一、河图洛书的概念……………………………… 46

二、河图与五行生成数…………………………… 47

三、洛书与明堂九宫数…………………………… 49

四、河图洛书的理论意义………………………… 52

第三节　先后天图…………………………………… 53

一、先天图………………………………………… 53

二、后天图………………………………………… 59

第四节　太极图……………………………………… 61

一、太极…………………………………………… 61

二、太极图………………………………………… 61

三、太极图的意义………………………………… 63

第五章 │ **易学的哲学思想** ························· 65

第一节 易学的宇宙观 ························· 66

一、宇宙和宇宙观的概念 ··············· 66

二、易学的宇宙观 ······················ 66

第二节 易学的天人观 ························· 67

一、天人的概念 ························· 67

二、天人与易学 ························· 68

第三节 易学的形而上下本体论 ··············· 69

一、本体论的概念 ······················ 69

二、易学的本体说 ······················ 69

第四节 易学的人生观 ························· 72

一、人生观的含义 ······················ 72

二、易学中体现出的人生观 ··············· 72

第六章 │ **易学的思维方式** ························· 75

第一节 辩证思维 ···························· 76

一、思维的含义 ························· 76

二、辩证思维的含义 ···················· 76

三、易学的辩证思维 ···················· 76

第二节 直观意象思维 ························· 78

一、直观意象思维的含义 ················ 78

二、易学的意象思维方式 ················ 79

第七章 │ **易学哲学与中医学** ····················· 81

第一节 阴阳学说 ···························· 82

一、易理阴阳 ··························· 82

二、中医阴阳学说对易理阴阳的发展 ········· 83

第二节 五行学说 ···························· 86

一、易理五行 ··························· 86

二、中医学对易理五行学说的发展 ········· 87

第三节　气一元论 ………………………………………… 87
　一、气的概念 …………………………………………… 87
　二、易理之气论 ………………………………………… 88
　三、中医学的气一元论 ………………………………… 90

第八章 ｜ **易学思维与中医学** ………………………… 91
第一节　辩证思维 ………………………………………… 92
　一、整体思维 …………………………………………… 92
　二、对立思维 …………………………………………… 93
　三、中道思维 …………………………………………… 94
第二节　意象思维 ………………………………………… 95
　一、《周易》的意象思维 ……………………………… 95
　二、中医学的意象思维 ………………………………… 95

第九章 ｜ **易学象数学与中医学** ……………………… 97
第一节　易学象数学 ……………………………………… 98
　一、象数的概念 ………………………………………… 98
　二、象数学的概念 ……………………………………… 99
第二节　易学象论与中医学 …………………………… 100
　一、观物取象 ………………………………………… 100
　二、据象归类 ………………………………………… 100
　三、模型方法 ………………………………………… 103
　四、圜道 ……………………………………………… 104
第三节　易学数论与中医学 …………………………… 106
　一、易学的数学观 …………………………………… 106
　二、易数在中医学的运用 …………………………… 108

第十章 ｜ **易图学与中医学** ………………………… 111
第一节　太极图与中医学 ……………………………… 112
　一、太极图与中医学的气、阴阳、五行学说 ……… 112

二、太极图与中医藏象学说 …………………… 112

第二节　河图、洛书与中医学 …………………… 113

一、河图与中医学 …………………………………… 113

二、洛书与中医学 …………………………………… 114

三、河图、洛书与四时五脏阴阳说 ………………… 118

第三节　八卦与中医学 ………………………… 118

一、八卦与中医学的阴阳学说 …………………… 118

二、八卦与中医三阴三阳说 ……………………… 118

三、八卦与《黄帝内经》的"阴阳离合"说 ……… 119

四、八卦与灵龟八法 ……………………………… 120

五、八卦与飞腾八法 ……………………………… 121

六、八卦与奇经八脉 ……………………………… 122

七、八卦与五轮八廓说 …………………………… 122

第十一章　历代医家对易学的应用 ……………… 123

第一节　两汉医家对易学的应用 ………………… 124

一、汉代易学的主要特征 ………………………… 124

二、医家对易学的应用 …………………………… 126

第二节　晋隋唐医家对易学的应用 ……………… 127

一、魏晋易学的主要特征 ………………………… 127

二、隋唐易学的主要特征 ………………………… 129

三、隋唐气家对易学的应用 ……………………… 131

第三节　宋金元医家对易学的应用 ……………… 136

一、宋金元易学的主要特征 ……………………… 136

二、宋金元医家对易学的应用 …………………… 138

第四节　明清医家对易学的应用 ………………… 144

一、明清易学的主要特征 ………………………… 144

二、明清医家对易学的应用 ……………………… 151

参考文献 ……………………………………………………… 157

【附录】 ……………………………………………………… 159

《周易》 ……………………………………………………… 159

　　上　经 ……………………………………………………… 159

　　下　经 ……………………………………………………… 179

　　系辞上传 …………………………………………………… 200

　　系辞下传 …………………………………………………… 203

　　说卦传 ……………………………………………………… 206

　　序卦传 ……………………………………………………… 208

　　杂卦传 ……………………………………………………… 209

《医易义》 ……………………………………………………… 210

第一章

《周易》的基本知识

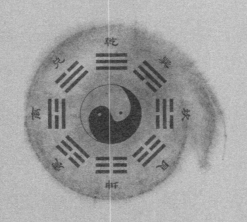

第一节 《周易》的基本概念

一、《周易》的名义

《周易》，书名，在先秦称为《周易》，简称《易》。在先秦文献中，《周易》被简称为《易》，但无《易经》之名。汉初言《易经》特指六十四卦经文。至郑玄以《十翼》参合卦爻辞并行之后才成为学者所称的《易经》，这种《易经》兼指经、传两部分。从汉代开始，《周易》被称为经，称《周易》为《易经》，并居儒家五经之首。

《周易》书名的含义，历代学者说法不一。比较公认的看法是"周"为代名，指其书成于西周；"易"主变易，指其书内容展示变化的哲理。古代典籍多简称《周易》为《易》，旨在强调其所言变化之理。

《周易》英文译成 *The Book of Changes*（变化的书），亦立足于《易》的"变易"之义。

西汉之后，《周易》被列为经书之一，尊称为《易经》，誉为群经之首。且《易经》被合入"经"内并行，于是治易者所称《周传》多指经传之合称。

二、《周易》的概念

《周易》的含义有二：①《周易》是《易经》和《易传》的合称。②《周易》是《易经》的称谓。

三、《周易》的性质

《周易》是我国古代最早的一部哲学著作，包括"经""传"两部分。其中"经"的部分，虽言"占筮"，但六十四卦却体现了《周易》"简易""变易""不变"的哲学思想。而"传"的部分，则是对"经"的哲学思想的诠释和发挥。

　　总之，《周易》是由《易经》和《易传》组成的我国古代最早的一部哲学著作，涵盖了中华民族古代人文知识和科学技术的所有领域，是华夏文明之源。

第二节　《易经》《易传》和易学

　　儒家尊奉的典籍，大都有经、传、学之称。经为典籍，传是对经的解释，解说经和传的为学，即经学。《易经》系统的典籍也是如此，大体分为经、传、学三方面。

一、《易经》

　　《易经》是《周易》中的经的部分，通常特指六十四卦经文。《周易》以《易经》为基本素材。《易经》原为占筮的典籍。

二、《易传》

　　《易传》是阐释《周易》六十四卦义理的著作，汉朝人称之为《十翼》，包括《彖传》上下、《象传》上下、《系辞传》上下及《文言传》《说卦传》《序卦传》《杂卦传》七种，共十篇。

三、易学

　　易学是研究《周易》的学问。自汉朝始，《易经》被奉为儒家经典，出现了一批经师专门研究《周易》经传，或进行注释，或阐发其义理，于是形成了易学。易学研究经历了汉代易学、晋唐易学、宋明易学和清代易学四个阶段。近人和今人对《周易》的研究，可称为当代易学。易学研究的学派主要有象数学派和义理学派。其中，象数学派到了宋代，提出了许多图式，如河图、洛书、太极图、先天图和后天图、卦变图等，又形成了易图学。

　　易学是中华文化学术的轴心，其对中国哲学和自然科学的发展影响最大。就哲学而言，历代易学所阐发的太极观念，成为中国哲学中宇宙论和本体论的理论支柱。其蕴藏的形式逻辑思维、辩证思维、直观思维和形象思维等，成为中华民族思维方式的典范。就自然科学而言，历代易学所阐发的阴阳五行观，从汉代以来，就成为古代自然科学的理论基础，其对古代天文学、气象学、物理学、化学和医学的影响尤为深远。

第二章

《易经》概述

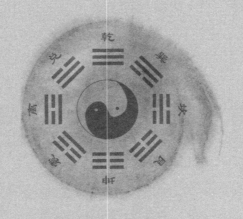

第一节　《易经》与占筮

一、卜与筮的概念

（一）卜

古代占卜之术，用龟甲称卜。龟卜是将龟甲或兽骨钻凿成孔，用火煨烤，使之周围出现裂纹。灼裂龟甲或龟甲灼裂出现的纵横交错的裂纹，总称为卜。不同形状的裂纹称作"兆"，依据卜兆的形状判定人事吉凶，谓之"龟卜"或"卜"。在古代，殷商主要应用"卜"。

（二）筮

古代占卜之术，用蓍草称筮。

蓍草，为多年生草本植物，一本多茎，可入药。古代以其茎占卜称为筮。在周代主要应用筮。筮是《周易》求卦的一种手段，用蓍以引筮，筮以蓍为主要工具。以蓍策筮占验吉凶的方法，称为占筮或筮。依筮法判断所问之事的吉凶的辞句称为筮辞。

《易经》的表现形式为卦，而卦又出自筮，故欲理解《易经》就必须了解筮。

二、占筮与《易经》

（一）筮与蓍

蓍是筮的工具。《周易》的基础是蓍，没有蓍便没有卦。蓍与卦是形与影的关系。卦的基本成分是阴阳两爻。阳爻为天，其画一；阴爻为地，其画二。阴阳皆从蓍揲而来，蓍草九揲七揲为阳爻，六揲八揲为阴爻。这就是"参天两地而倚数"的主要内容。《易经》以奇数为天之数，偶数为地之数，从而立其卦爻之数。

（二）占筮的四要素

蓍、卦、爻、辞是占筮的四个基本要素。蓍包括数，"用蓍以求数，得数以定爻，累爻而成卦，因卦以生辞"，"则蓍为卦爻之本，爻卦为蓍之末"（《周易正义》），《周易》把蓍作为卦爻之本，蓍为卦之源头。故蓍、卦、爻、辞是组成《周易》的基本要素。

（三）蓍与卦

揲蓍成卦说见于《易传·系辞》。《周易》在占筮中，用以推衍揲卦的基本数字为50，筮者用50根蓍草代表，即称"大衍之数"。而揲卦过程所实用之数为49，习称"虚一不用"。其程序为：取蓍草50根，取出1根不用，余49根；将49根任意分为左右两堆，即"分二"；从其中拿出1根，即"挂一"；其余的蓍草，按4根为一组，分别数之，即"揲四"；再将余下的蓍草数目合为一堆取出，置于一旁，此即为"归奇"，此为一变。其中，分二（分成二堆）、挂一（取出一根夹在手指间）、揲四（四个一组地数）、归奇（将在堆余数放在一起）四个步骤称为"四营"。继之，将一变时剩下的蓍草，再按上述的程序，即分二、挂一、揲四、归奇，数一遍，此为二变。其后，将二变的余数，再按上述程序数一遍，此为三变。三变的结果，其总数只能有36、32、28、24四种情况，各除以4后为9、8、7、6。如其数为9，则为老阳爻象；为6，则为老阴爻象；为7，则为少阳爻象；为8，则为少阴爻象。经过三变，得出一爻之象，经过十八变，便得一卦六画之象，此即"十有八变而成卦"。《周易》虽为占筮的典籍，但其筮法与卜法不同（表2-1）。

表2-1　筮法与卜法的不同

	筮法	卜法
卜兆	卦象具有逻辑思维和逻辑结构。由阴阳二爻排列组合而成，基于数学演绎规则	卜兆自然成纹，无逻辑结构
	卦象以蓍行卦，有规律前循，因此有 $2^3=8$ 种卦，$2^6=64$ 种卦象	凭钻孔火烤，听命于偶然
卜辞	据卦象象和卦爻辞推论吉凶，具有类推思维因素	听天由命，实为卜者神秘的直觉
	吉凶断语有"悔""吝""咎""无咎"。可转祸与福，化凶为吉	吉凶界限分明，不可改变，"受佑""不受佑"

总之，《周易》为算命的典籍，由于具有理性思维的内容，而成为中国哲学和中华民族思维方式的先声。值得注意的是《周易》的筮法虽与龟卜迷信不同，具有类推的因素，但其揲蓍而得的卦象及断言，同《周易》中同一卦象卦爻辞所说的事并非同类。其推断只是一种比附或联想，并无逻辑的必然性，不能预测结

果之吉凶，只是给人一种精神安慰而已。因此视《周易》算命为一种科学预测，是没有科学根据的。

第二节　《易经》的组成结构

一、基本结构

《易经》一书是以卦为单位而无篇章节目之分的作品。全书共六十四卦，每卦含卦画、卦名、卦辞、爻辞四部分。

六十四卦中每一卦画均以六行组成，每一行称作一爻。如"䷀"为乾卦，乾上乾下，由六个阳爻（—）组成。"䷁"为坤卦，坤上坤下，由六个阴爻（－－）组成。其中，"—"作为阳性，称"九"；"－－"作为阴性，称"六"。卦画由下而上排列。最下面的第一爻称"初"，其余二、三、四、五依次上推，最上面的第六爻称"上"。各卦凡是阳爻（九）居此六位者，依次称"初九""九二""九三""九四""九五""上九"；凡是阴爻（六）居此六位者，依次称"初六""六二""六三""六四""六五""上六"。因六十四卦均由三画的八卦两两相叠而成，故每卦中各含两个八卦符号，即六爻中的上、下三爻分别为八卦中的一卦。上三爻称上卦，又名上体、外卦。下三爻称下卦，又称下体、内卦。

以乾、坤两卦为例，其阴阳爻位及上下卦的程式见图 2-1。

<pre>
              乾   坤
                    ┌ — 上九   ┌ －－ 上六
    上卦   │ — 九五   上卦   │ －－ 六五
  （上体、外卦）   └ — 九四   （上体、外卦）   └ －－ 六四

                    ┌ — 九三   ┌ －－ 六三
    下卦   │ — 九二   下卦   │ －－ 六二
  （下体、内卦）   └ — 初九   （下体、内卦）   └ －－ 初六
</pre>

图 2-1　乾、坤两卦阴阳爻位及上下卦的程式图示

二、卦画、卦名、卦辞、爻辞

（一）卦画

六十四的卦画由八卦自迭或互迭而成。八卦的卦画见图 2-2。

乾☰坤☷震☳巽☴
坎☵离☲艮☶兑☱

图 2-2 八卦的卦画

附：八卦歌诀：乾三连，坤六断，震仰盂，艮覆碗，离中虚，坎中离，兑上缺，巽下断。

（二）卦名

根据卦爻辞加上标题作为卦名。如"☰"叫乾，"☷"叫坤等。八卦自迭用原名，互迭则另立名称。如六十四卦的乾卦（䷀），是八卦乾（☰）自迭而成。而"䷓"为观卦，由坤（☷）下巽上（☴）互迭而成。

（三）卦辞

卦辞，属《易经》经文。卦辞在初爻之前，一般只是简明地说明卦义，见图 2-3。

乾（卦一）

䷀（乾上乾下）　乾。　元亨，利贞。

卦画　　　　　　　卦名　　卦辞
（符号）

图 2-3 乾卦的卦义

（四）爻辞

爻辞，属《易经》经文。爻辞是各卦内容的主要部分。每卦分为六爻。如乾卦的爻辞见下。

初九　潜龙，勿用。

九二　见龙在田，利见大人。

九三　君子终日乾乾，夕惕若厉，无咎。

九四　或跃在渊，无咎。

九五　飞龙在天，利见大人。

上九　亢龙，有悔。

用九　见群龙无首，吉。（乾卦和坤卦有爻辞"用九"，余者无。）

第三节　八　卦

一、八卦的概念

（一）八卦的定义

八卦是以阴（－－）阳（一）符号三叠而成的八种三画卦形。八卦又称经卦。八卦各有一定的卦名、卦形及其基本象征物（表2-2）。

表2-2　八卦卦形及其象征物

卦名	卦形	象征物
乾	☰	天
坤	☷	地
震	☳	雷
巽	☴	风
坎	☵	水
离	☲	火
艮	☶	山
兑	☱	泽

（二）八卦的象征意义

八卦的象征意义是：乾为健，坤为顺，震为动，巽为入，坎为陷，离为丽（附着），艮为止，兑为说（悦）。八卦的象征意义是大体不变的，但其象征物则可依类博取，如乾象天，又可象君、龙、王、良、马等与"刚健"之义相符的物类（表2-3）。

表2-3　八卦的象征意义

八卦	乾	坤	震	巽	坎	离	艮	兑
远取诸物	马	牛	龙	鸡	豕	雉	狗	羊
近取诸身	首	腹	足	股	耳	目	手	口
家庭法象	父	母	长男	长女	中男	中女	少男	少女

二、八卦的种类

八卦分先天八卦和后天八卦两种（据《周易本义》）。

（一）先天八卦又称伏羲八卦

1. **先天八卦的方位**　乾南坤北，离东坎西，震东北，兑东南，巽西南，艮西北（图2-4）。

2. **先天八卦的次序**　乾1、兑2、离3、震4、巽5、坎6、艮7、坤8。自震至乾为顺，自巽至坤为逆（图2-5）。

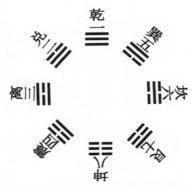

图2-4　伏羲八卦（先天八卦）方位图（据《周易本义》）

注：1. 该图又名乾南坤北图。

2. 据《说卦传》"天地定位"将八卦排成"乾南坤北，离东坎西，震东北，兑东南，巽西南，艮西北"的方位

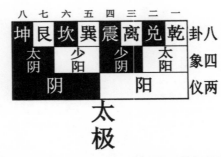

图2-5　伏羲八（先天八卦）次序图（据《周易本义》）

注：图中黑白横格三层，白为阳，黑为阴，旨在解说《系辞上传》"太极生两仪，两仪生四象，四象生八卦"之义

（二）后天八卦又称文王八卦

1. **后天八卦的方位**　离南坎北，震东兑西，艮东北，巽东南，坤西南，乾西北（图2-6）。

2. **后天八卦的次序**　乾、坤两卦"父""母"居上，乾左坤右，震、坎、艮三男，巽、离、兑三女，六卦居下而依次自左而右排列，旨在揭示《说卦传》以乾、坤为父母，生成震、坎、艮、巽、离、兑三男三女之次序。八卦的三爻中，如只有一个阳爻，即以此阳爻为主爻；如果只有一个阴爻，即以此阴爻为主爻。乾卦的第一爻转到坤爻，占住坤卦第一爻的位置，便成为震卦（☳），卦象为阳，为男象，从初爻的位置而言，称长男。乾卦的第二爻转到坤卦，便成为坎卦（☵），称中男。第三爻转到坤卦，便成为艮卦（☶），称少男。同理，坤卦的初爻、第二爻、第三爻，依次转到乾卦中去，则为巽卦（☴），称长女，离卦（☲），称中女，兑卦（☱），称少女（图2-7）。

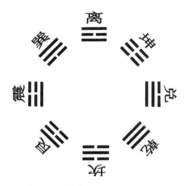

图2-6　文王八卦方位图（据《周易本义》）

注：1. 该图又名"离南坎北图""帝出乎震图"。

　　2. 据《说卦传》"帝出乎震"一节，将八填排成"离南坎北，震东兑西，艮东北巽东南，坤西南乾西北"的方位

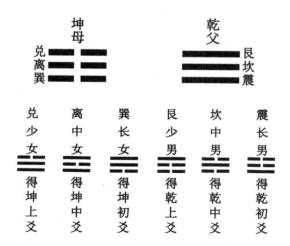

图2-7　文王八卦（后天八卦）次序图（据《周易本义》）

注：图中将八卦排成乾坤"父母"居上，震至兑"三男""三女"列下的次序，以释《说卦传》所言"乾坤六子"之义

第四节　六十四卦

一、六十四卦的概念

以八卦符号两两重叠而成的六十四组各不相同的六画卦形，称为六十四卦。六十四卦又称别卦（表2-4）。

表2-4　六十四重卦表

下卦＼上卦	乾☰天	坤☷地	震☳雷	巽☴风	坎☵水	离☲火	艮☶山	兑☱泽
乾☰天	乾	泰	大壮	小蓄	需	大有	大蓄	夬
坤☷地	否	坤	豫	观	比	晋	剥	萃
震☳雷	无妄	复	震	益	屯	噬嗑	颐	随
巽☴风	姤	升	恒	巽	井	鼎	蛊	大过
坎☵水	讼	师	解	涣	坎	未济	蒙	困
离☲火	同人	明夷	丰	家人	既济	离	贲	革
艮☶山	遁	谦	小过	渐	蹇	旅	艮	咸
兑☱泽	履	临	归妹	中孚	节	睽	损	兑

二、六十四卦的卦名

六十卦卦名的由来，古今说法不一，有以下几种说法。

（一）取象说

该说认为八卦源于对物象的观察，故以某种物象之名称之，即用象形造字法解释卦名。如坤卦之象为地，坤字之本义为"巛"，坤之古字为"川"，音训为顺，故卦名为坤。

（二）取义说

该说认为卦象代表事物之理，取其义理为一卦之名。如坤卦之象纯阴，阴主柔顺，坤即顺义，故此卦之名为坤。乾卦象征天，天有刚健之德，乾卦九三爻辞"君子终日乾乾"，有前进不息之义，故取名为乾。

（三）无关论

取象说和取义说均为传统的说法。近代易学研究者多认为，卦名本身与卦的内容、性质和意义没有必然的联系。此论较为符合实际，抓住了《易经》与占筮之书的本质问题。

三、六十四卦的次序

六十四卦的次序是按"二二相耦，非覆则变"的方式组合而成的，即两卦成一对，相互配合，即所谓二二相耦。其配合形式有以下两种。

（一）覆

覆，即卦象颠倒。如屯卦（䷂），其卦画颠倒过来便成为蒙卦（䷃）；又如需卦（䷄）与讼卦（䷅）等。覆者又称为综卦。

（二）变

变，即卦象六爻皆相反。变者又称为错卦，见图2-8（上下两卦互为错卦）。

乾☰坎☵大过☱中孚☲
坤☷离☲颐☶小过☳

图2-8 错卦示例

六十四卦的方位、卦次及卦象组成见图2-9、图2-10及表2-5。

表2-5 六十四卦组成歌括

乾为天 风地观	天风垢 山地剥	天山遁 火地晋	天地否 火天大有
坎为水 泽火革	水泽节 雷火丰	水雷屯 地火明夷	水火即济 地水师
艮为山 火泽睽	山火贲 天泽覆	天山大畜 风泽中孚	山泽损 风山渐
震为雷 地风升	雷地豫 水风井	雷水解 泽风大遇	雷风恒 泽雷随
巽为风 天雷无妄	风天小蓄 火雷噬嗑	风火家人 山雷颐	风雷益 山风颐
离为火 山火蒙	火山旅 风水涣	火风鼎 天水讼	水火未济 天火同人
坤为地 雷火大壮	地雷复 泽天夬	地泽临 水天雷	地天泰 水地比
兑为泽 水山蹇	泽水困 地山谦	泽地萃 雷山小过	泽山咸 雷泽归妹

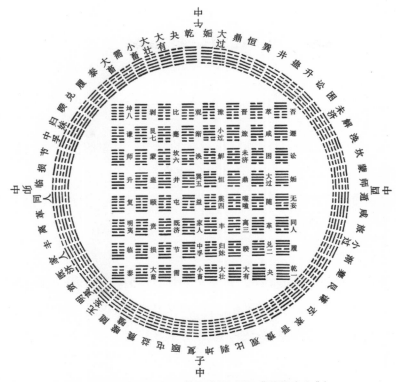

图 2-9　伏羲六十四卦方位图（据《周易本义》）

注：1. 该图又名"六十四卦方圆图"。

2. 将六十四卦排成外圆与内方的形式，展示诸卦方位及运行规律。

3. 方圆图内，各将六十四卦分为阴阳两类，复卦至乾卦为阳卦三十二，姤卦至坤卦为阴卦三十二。阳卦始复终乾，阴卦始姤至坤，阴阳循环消长，生息不已

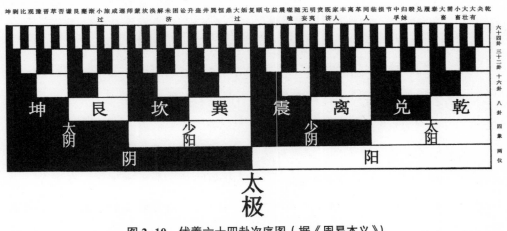

图 2-10　伏羲六十四卦次序图（据《周易本义》）

注：1. 该图又名"先天六十四卦次序图""六十四卦横图""六横图"。

2. 图中黑白横格六层，白为阳，黑为阴，旨在以"加一倍法"衍说六十四卦的生成次序。

3. 图内下半部分，即以"伏羲八卦次序图"当之

第五节　卦　象

一、卦象的概念

卦象是一种带有巫术色彩和神秘意味的符号。卦象的基本符号是"—"和"--"，称作爻。用三个爻重叠起来可组成八种符号（$2^3=8$），即八卦。用两个八卦，即六个爻重叠起来，可组成（$2^6=64$）六十四种符号，即六十四卦。

二、卦象的意义

卦象既不是文字也不是数字，但兼文字和数字两种符号的功能，有形象、象征的意义。其特点在于"象"，重在象征。"八卦成列，象在其中矣"（《易传·系辞下传》）。八经卦分别代表天、地、雷、风、水、火、山、泽等，而每一卦又可象征许多东西。

第六节　卦爻辞

一、卦爻辞的概念

（一）卦辞的概念

卦辞是解说整体卦象的文辞，它提纲挈领地概括和阐释一卦的形状和意义。其文一般写于卦象之下。六十四卦每卦均有卦辞，卦辞共有 64 条。

（二）爻辞的概念

爻辞是解说爻象的文辞。爻辞每爻一则，分别阐释六爻的意义。其文一般写于卦辞之后。《易经》共有 384 爻，其中乾卦和坤卦又分别增加了一条关于六爻的综合爻辞，即乾卦之"用九"和坤卦的"用六"，故爻辞总计 386 条。卦辞和爻辞合称为卦爻辞。

二、卦爻辞的内容

《易经》卦爻辞的内容涉及哲学、伦理、政治、宗教、经济，以及自然和社会等各方面的知识。本节仅就与中医学有关的哲学思想加以简要介绍。

《易经》卦爻辞反映了朴素辩证法的思想因素，具体表现为以下几方面。

（一）对立观念

卦爻辞反映了自然、社会乃至整个世界的对立现象，例如：①自然界：明夷卦（☷☲）上六爻辞："不明晦，初登于天，后入于地。"——天与地。大过卦（☱☴）九五爻辞："枯杨生华，老妇得其士夫，无咎无誉。"——枯与华。蹇卦（☵☶）卦辞："利西南，不利东北。利见大人，贞吉。"——西南与东北。②社会：小过卦（☳☶）六二爻辞："过其祖，遇其妣，不及其君，遇其臣，无咎。"——君与臣。小畜卦（☴☰）九三爻辞："舆说輹，夫妻反目。"——夫与妻。讼卦（☰☵）卦辞："有孚，窒惕，中吉，终凶。利见大人，不利涉大川。"——吉与凶，利与不利。

（二）运动变化观念

《易经》卦爻辞反映了事物的运动变化是一个由隐而显，由低而高，由小而大的发生、发展和衰落的变化过程，表现出发展变化，物极必反的辩证观点。

以乾卦（☰☰）为例，乾卦以"龙"的运动变化来象征事物发展过程和规律。从其六爻辞的整体看如下。

初九	潜龙，勿用	潜伏
		↓
九二	见龙在田，利见大人	出现
		↓
九四	或跃在渊，无咎	跳跃
		↓
九五	飞龙在天，利见大人	飞天
		↓
上九	亢龙，有悔（过甚，极度为亢，"穷高曰亢"。龙飞极高，将有所悔，象征物极必反。）	极高

（三）对立面转化观念

《易经》卦爻辞表现了对立相互转化的思想。如坎卦（☵☵）九五爻辞："坎不盈，祇既平。"泰卦（☷☰）九三爻辞："无平不陂，无往不复。"坎，陷之谓。祇，借为坻（小丘）。两爻辞意即：陷可转为满，土丘可转化为平地；平地可转化为不平，往可转化为复。

总之，《易经》卦爻辞肯定了事物的对立、运动变化及相互转化，反映了朴素的辩证法的思想因素，这是其合理的一面。此外《易经》又把变化和转化看作是一个反复循环的过程。如复卦（☷☳）卦爻辞反复强调往来之"复"，隐含着循环往复之意。

《易经》卦爻辞中反映的哲学思想具有如下特点。其一，无人之道：强调天道和人事的一致性，将自然现象同人类生活联系起来，借自然变化来阐明人事活动的规则和变化。其二，事物变易法则：主张人的遭遇可以转化，肯定人的主观努力可逢凶化吉，促进事物的变化。其三，人生修养：强调人事吉凶对人的劝诫作用和意义，劝诫人们按道德规范行事。上述三点，给后来易学的发展以广泛而深刻的影响。历代易学家认为，《易经》是研究天人之遭、事物变易法则和人生修养的学问，其根据即在于此。

三、象辞之间的关系

《易经》分为符号系统和文字系统两大部分。符号系统由阴爻（－－）和阳爻（一）组成六爻一卦的六十四卦象。文字系统即卦辞与爻辞。从总体上看，卦象与卦爻辞并无必然的逻辑联系，但有些卦爻象与卦爻辞又有某种关系，就《易经》全书的逻辑结构来说，并未形成一个严密的理论体系。

四、卦爻辞的意义

卦爻辞的根本作用和意义是通过记事、取象、说事、断占的方式来告知人事的吉凶祸福，指导人们未来的行动，给后人占事时以举一反三、触类旁通的参考。就《易经》六十四卦、三百八十六爻辞而言，不外记事、取象、说事、断占四大类。

（一）记事类

记事之辞是指通过古代历史故事和当时的筮事而指示人事吉凶祸福的卦爻辞。

如既济卦（☲☵）九三爻辞："高宗伐鬼方，三年克之，小人勿用。"未济卦

（䷖）九四爻辞："贞吉，悔亡。震用伐鬼方，三年，有赏于大国。"其意是用高宗伐鬼的故事，来论定三年时间才能取得战争的胜利。

又如《易经》卦爻辞中有许多"亨""元亨""小亨"的记载，这是当时亨祀之事的反映。讼卦（䷅）九五爻辞："讼，元吉。"巽卦（䷸）卦辞："小亨，利有攸往，利见大人。"这些都是筮者记录其筮事的经验，为后来占筮者提供借鉴。用前占的吉利来证实后事的吉利，旨在指示人的休咎。

（二）取象类

取象之辞是采取一种事物作为人事的象征，从而指示休咎的卦爻辞。①就物取象：如乾卦（䷀）说"龙"，渐卦（䷴）说"鸿"等。渐卦以"鸿"的不同遭遇（鸿渐于干、磐、木、陆、陵等）来论定人和婚姻家庭的吉凶祸福。②就人取象：如需卦（䷄）说"需"，咸卦（䷞）说"咸"等。需卦卦辞："有孚，光亨。贞吉，利涉大川。"其意是占到此卦，战争有俘虏、光荣之事，可行享祭，所占的事情吉，利于渡大川。需卦的卦爻辞是就人取象，以示吉凶。

（三）说事类

说事之辞是通过直接叙述人的行事来指休咎的卦爻辞。其本身就包含休咎的意义。如师卦（䷆）六三爻辞："师或舆尸，凶。"六五爻辞："长子帅师，弟子舆尸，贞凶。"此二爻辞是说，师中有人用车载着尸体，或长子为师的主帅，而弟子以车载着尸体，说明师中有丧亡，其现象自然主凶了。

（四）断占类

断占之辞是卦爻辞中关于论断休咎的语句，旨在明确地揭示其休咎。《易经》断占之辞，大多用"利""吉""凶"及"吝"（艰难）、"厉"（危险）、"悔"（困厄）、"咎"（灾患）等字来指示休咎。如泰卦（䷊）六五爻辞"帝乙归妹，以祉元吉"，其意为殷帝乙把少女嫁给周文王为妃，因而得福，是为大吉。

第七节 《易经》的象、数、辞、义

一、象

象是指形象、象征。"象也者，像此者也"（《易·系辞下传》）。"言象此物之形象也"(《周易正义》)。其义有三。

（一）卦爻象

《易经》中以八卦、六十四卦的卦形和三百八十四爻的爻形为象。如☰（乾）、☷（坤）、☲（离）、☱（兑）、☶（无妄）、☳（咸）等卦形，—（阳爻）--（阴爻）的爻形，故曰，"凡卦画皆曰象"（《周易玩辞》）。

（二）八卦象征的事物

八卦象征的事物详见下表 2-6。

表 2-6　八卦象征的事物

八卦卦象	象征事物
☰（乾）	天
☷（坤）	地
☳（震）	雷
☴（巽）	风
☵（坎）	水
☲（离）	火
☶（艮）	山
☱（兑）	泽

（三）卦爻辞中的具体事物

如乾卦爻辞中有"龙"，坤卦卦辞中有"牝马"等，"凡卦辞皆曰象"（《周易玩辞》），因此卦辞、爻辞又称"象辞"。所谓"易者，象也"（《易传·系辞下传》）。象构成了《易经》的符号系统。

二、数

《易经》中数的含义有三：①筮数：占筮之数。占筮通过数的计算，导出七、八、九、六之数，以定一爻之象。②阴阳之数：奇数示阳爻，偶数示阴爻。《易经》中阳爻称九，阴爻称六，九和六又来源于筮数。③爻位之数：一卦六画由下而上，一画称初，二画称二，三画称三，四画称四，五画称五，六画称上，详见下图 2-11。

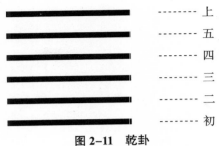

图 2-11　乾卦

《易经》六十四卦、三百八十四爻，每卦、爻都可解释为数，每卦、爻都是由一个确定的数演变而成。象与数密不可分，故称《易》为象数之书。

三、辞

筮辞，即卦爻辞，是《易经》中的文字系统，表现为以言辞表达所占之事的吉凶。辞是对卦爻象的解说，其基本功能和作用是断占和辨析人事的吉凶，故曰："辩吉凶者存乎辞……是故卦有小大，辞有险易。辞也者，各指其所之。"（《易传·系辞上传》）

四、义

义是指象、数、辞中所蕴含的意义和哲理，又称"义理"。

如乾（☰），就卦象言，其名为乾。其象天、君、父、首、马等。其义为阳刚强健，即刚健。其数九，乾象二爻为阳爻，居阴位即偶数二位，又居下卦之中位，其义则为中正。就卦爻辞言，其所说的事和物象又有内在义理。如乾卦初九爻辞"潜龙，勿用"，含有潜藏勿动的义理。

象、数、辞、义是《易经》的基本观念。弄清其含义，有助于我们理解《易经》的思想体系。

第三章

《易传》概述

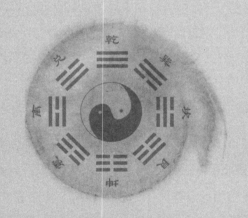

第一节 《易传》的基本概念

一、《易传》的定义

《易传》是中国儒家学者阐释《易经》六十四卦义理的专著，是古人解释发挥《易经》卦爻符号和卦爻辞的权威著作。

旧说《易传》为孔子所作，近人认为是战国以来陆续形成的解释《易经》作品的汇集。但对《易传》各篇的作者和形成年代，学术见解并非一致。

汉代以后，易学家解《易》、注《易》的著述，亦常常称为《易传》。如《汉书·艺文志》谓"《易传周氏》二篇、《服氏》两篇"等均是。

二、《易传》的结构

《易传》篇目共七种十篇，即《彖传》上下、《象传》上下、《系辞传》上下及《文言传》《说卦传》《序卦传》《杂卦传》。

《易纬乾凿度》（又称《周易乾凿度》）和东汉经师称此十篇为《十翼》。"翼"有辅助之义，以示用此解释《易经》。《十翼》又称《易大传》《周易大传》，故易学家常将《易传》《十翼》《易大传》《周易大传》混称。

三、《易传》与《易经》的关系

经是对典范著作和宗教典籍的尊称。儒家将《易》《书》《诗》《礼》《乐》《春秋》六种儒学经典著作尊称为经。传有解说、注释之义。汉代学者称解释儒家经典的著作为传。

《易传》是对《易经》的全面注解之作。《易传》与《易经》既有区别，又有密切联系。

（一）《易传》与《易经》的区别

1. **成书年代不同** 《易经》形成于殷周之际或西周前期，而《易传》则形成于战国时期，因为成书的年代不同必然打上各自时代的印记。

2. **学术内容不同** 《易经》是巫术文化的产物，确属卜筮之书，着重讲述天命神学观念以及数卜、象占的巫术思维。而《易传》则是人文文化的产物，着重阐述以"一阴一阳之谓道"为核心观念的阴阳哲学思想。

（二）《易传》与《易经》的联系

1. **牵经就传** 《易传》以《易经》六十四卦为据，对卦名、卦义和卦爻辞进行了全面的诠释，阐发其所包含的真理性意蕴。

2. **依传解经** 《易传》吸收了战国时期人类所能达到先进的认识成果，依传解经，牵经就传，熔经传于一炉，把阴阳范畴发展成为一个核心观念，构建了一个阴阳哲学体系，建立了一个统贯天地人三才之道的整体之学，对《易经》的象数和义理所反映的巫术文化进行了创造性的改造和转化，从根本上改变了它的宗教巫术的性质，使《周易》成为华夏文明之源。

第二节　《易传》的内容

一、《彖传》

（一）《彖传》的定义

《彖传》是《易传》中《上彖》和《下彖》两篇文献的合称，简称《彖》，亦称《彖辞传》。

"彖"，有裁断之意，为断定一卦的意义，故名《彖》。《彖传》的基本宗旨是解说六十四卦的卦名和卦辞的蕴义。其每卦一节，共六十四节，随上下经而分为两篇。上篇解说《易经》自乾至离三十卦，称为《上彖》或《上彖传》。下篇解说《易经》自咸至未济三十四卦，称为《下彖》或《下彖传》。

（二）《彖传》的内容

1.《彖传》内容的分类 《彖传》以简约明了的文辞论断每卦之义。其解释卦名、卦辞蕴义的文辞，称为"彖辞"。

《象传》的内容，按其对各卦的断语可分为吉利类、凶险类、吉凶相含类、吉凶相转类和条件决定类（吉凶依条件而定）等。

2. 象辞立论的依据　象辞对卦名、卦辞解说的立论依据，大体有三说。

（1）取象说：以八卦所象征的意义解释卦义，即先赋予八卦一定的象征意义，然后根据这些象征意义解说由两经卦组成的别卦的卦义（表3-1）。

表3-1　八卦的象征意义

八卦	象征
乾（☰）	天、君王、君子、阳明、刚健等
坤（☷）	地、庶民、小人、阴暗、柔顺等
震（☳）	雷、鸿鹄、运动、刚庚、刑罚等
巽（☴）	风、草木、柔韧、谦逊、教化等
坎（☵）	水、云雨、险阻等
离（☲）	火、文明、附着等
艮（☶）	山、贤人、停止等
兑（☱）	泽、臣民、喜悦等

例如屯卦（䷂），《象》谓："雷雨之动满盈，天造草昧。宜建侯而不宁。"此卦为坎上震下，坎象征雨，震象征雷，雷雨交加之象说明屯卦有万物始生之义。王者宜效法此卦而建邦封侯则安闲。

（2）取义说：取卦的义理或德行解释卦象和卦辞。如蒙卦（䷃），《象》说："蒙，山下有险，险而止，蒙。"蒙之卦为坎下艮上。艮象征山，有停止之义，止则不宜进。坎象征水，有险阻之义，险则不可处。其以遇险而止，不宜进又不宜处，进退两难的处境来解释蒙卦的性质。蒙具昏蒙之义。

（3）卦位说：《象传》把每卦分为两类卦位和两类爻位。

两类卦位是上下位和内外位：上经卦所处的位置为上位、外位；下经卦所处的位置为下位、内位。

两类爻位是阴阳位和正偏位：初、三、五爻为奇数位，是阳位；二、四、六（上）爻为偶数位，是阴位。第二爻所处的位置为下经卦之中位，是正位，第一、三爻所处的位置是偏位。第五爻所处的位置为上经卦之中位，是正位，第四、六（上）爻所处的位置是偏位。

卦位和爻位的意义：上位象征主宰者之位，下位象征征服者之位；内位象征亲近者之位，外位象征居远之位。阴爻居阴位，阳爻居阳位，象征位置适当，谓之"当位"；阴爻居阳位，阳爻居阴位，象征位置失当，谓之"不当位"。正位象征中正、尊贵之位；偏位象征偏邪、卑下之位。

《象传》以爻象在全卦中所处地位来说明卦辞的含义。其中包括当位、中位、应位、承乘、刚柔等。

①当位：六爻位次有奇偶之分，初、三、五位为奇，属阳位；二、四、上位为偶，属阴位。六十四卦三百八十四爻，阳爻居阳位，阴爻居阴位，各正其位，称为当位，又称得位、得正。反之，阳爻居阴位，阴爻居阳位，各失其位，称为不当位，又称失位、失正。

当位之爻，象征事物的发展遵循"正道"，符合规律；不当位之爻，象征背逆"正道"，违反规律。例如既济卦（䷾），《象》说"利贞，刚柔正而位当也"。本卦离下坎上。刚指阳爻，柔指阴爻。初、三、五奇数为阳，二、四、上位偶数为阴。阴爻在阴位，阳爻在阳位，立位都当位而正，故曰"利贞"，即利于贞占。但当位、不当位亦非判断吉凶利弊的绝对标准。在一定的条件下，当位与不当位可以互相转化。

②中位：六爻所居位次，第二爻当下卦中位，第五爻当上卦中位，两者象征事物守持中道，行为不偏，称为中位，又称"中"。

凡阳爻居中位（即九二、九五），象征"刚健守中之德"，称"刚中"；凡阴爻居中位（即六二、六五），象征"柔顺守中"之德，称"柔中"。若阴爻处二位（六二）或阳爻居五位（九五），则是既中且正，称为中"正"，象征美善之德。如家人卦（䷤），为离下巽上。《象》说："家人，女正位乎内，男正位乎外。男女正，天下之大义也。"本卦的第二爻为阴爻，处在下卦的中位，第五爻为阳爻，处上卦的中位，是为中位，既中且正，象征中正、尊贵。父子、兄弟、夫妇各当其位，合乎天地之大义，故为吉利之卦。

③应位：凡处上下卦之六爻，两两相对交感，谓之应。六爻之中，初与四、二与五、三与上，分别为对应爻。对应爻为一阴一阳，则称为"应位""有应"；反之，若俱为阴爻，或俱为阳爻，则为"无应"。

应位象征协调一致，和谐共处，预兆吉利。如恒卦（䷟），巽下震上。《象》说"刚上而柔下。雷风相与，巽而动，刚柔皆应，恒。恒：亨，无咎，利贞"。

中医学与周易

28

恒卦的下卦为巽，其一、二、三爻分别为阴爻、阳爻、阳爻，上卦为震卦，其一、二、三爻分别为阳爻、阴爻、阴爻，巽与震之一、二、三爻分别为一阴一阳相对应，故曰"亨，无咎，利贞"。

④承乘：在六爻的关系中，凡下爻紧依上爻谓之"承"，其中又侧重阴爻上承阳爻的意义。如阳爻居上，阴爻紧附于下，即以阴承阳。其象征是卑微、柔弱者顺承尊高、刚强者，以求援助。大略以阴阳爻当位的相承为吉，不当位的相乘为凶。凡上爻凌据下爻谓之"乘"，通常以阴爻乘阳爻为"乘刚"。其象征是弱者欺凌强者。"小人"乘凌"君子"，爻义多不吉。但阳爻居阴爻之上，具不言"乘"。如小过卦（䷽），为艮上震上。该卦第二爻为阴爻（六二），第三爻为阳爻（九三），六二与九三为阴爻承阳爻，为顺。第五爻为阴爻（六五），第四爻为阳爻（九四），六五与九四为阴爻乘阳爻，为逆。六二"承阳"居下卦，六五"乘阳"属上卦。故《象》说："不宜上，宜下，大吉，上逆而下顺也。"

⑤互比：在六爻中，凡逐爻相连并列者谓之"比"。如初与二比，二与三比，三与四比，四与五比，五与上比。两爻互比也体现着"承""乘"现象。如初六与九二比，为初以阴承阳；九二与六三比，为三以阴（柔）乘阳（刚）。爻位互比的关系，象征着事物在相邻环境中的作用与反作用，常常在其他因素作用下，影响着爻义的吉凶。

六爻位次之间的承乘比应是爻象变动过程中的四个要素，展示了事物在复杂的环境中变化发展利弊的内在规律性。

总之，《象传》用《易经》的卦象、爻象解说《易经》的卦辞，力求从卦象和爻象之中找出解说卦辞的依据，难免有牵强附会和自相矛盾之处。其断言吉多凶少，六十四卦的卦辞，言利者约占 60% ～ 70%，单纯言凶者极少。

二、《象传》

（一）《象传》的定义

《象传》是《易传》中《象上传》和《象下传》两篇文献的合称，简称《象》。

《象传》分上下两篇。其中，上篇称《上象》或《象上传》，其内容为解说《易经》前三十卦的卦名、卦义和卦辞。下篇称《下象》或《象下传》，其内容为解说《易经》后三十四卦的卦名、卦义和卦辞。

按《易经》六十四卦、三百八十四爻分，其中解说六十四卦者称为《大象》，解说三百八十四爻及乾卦中"用九"及坤卦中"用六"者称为《小象》。

（二）《象传》的内容

1.《大象》《大象》一般以八卦象征的天、地、风、雷、水、火、山、泽等自然现象来解说《易经》六十四卦的卦名、卦义。其体例是先释每卦上下卦象相重之旨，然后从每卦的卦象中推衍出切近人事的意义，即依天地而明人事。如乾卦（䷀）：乾下乾上，属同卦相叠（相同的两经卦上下相叠）。《象》曰："天行健，君子以自强不息。"乾卦象征天，天的基本属性为刚健。昼夜运行不息。人事效法于天，应勤奋劳作，自强不息。同卦相叠者共八个，即乾（䷀）、坤（䷁）、震（䷲）、巽（䷸）、离（䷝）、坎（䷜）、艮（䷳）、兑（䷹）。

否卦（䷋），坤下乾上，属反卦相叠（同位爻阴阳相反的两经卦上下相叠）。《象》曰："天地不交，否。君子以俭德辟难，不可荣以禄。"否卦之中，乾处上而坤居下，象征天气不降，地气不升，天地不相交。天地不交则万物不生，闭塞不通。人事效法于天，当崇尚俭朴，退隐避难，不贪图荣富华。反卦相叠者共八个，即否（䷋）、泰（䷊）、恒（䷟）、益（䷩）、未济（䷿）、既济（䷾）、损（䷨）、咸（䷞）。

观卦（䷓），为坤下巽上，属异卦相叠。《象》曰："风行地上，观。先王以省方观民设教。"巽象征风，坤象征地，坤下巽上象征风行地上，无所不周。人事效法于天。风有教化之义，风行地上象征教化于民，故应省察四方，了解民情，推行教化。

异卦相叠者共四十八个，除同卦相叠、反卦相叠的卦外，均属此类。

2.《小象》《小象》是对各卦爻象和爻辞的解释，其体例是根据每爻的性质和爻位的特点，分析爻义的吉凶利弊。爻的性质有二，即阳爻（—）、阴爻（--）。爻的位置有六即初位、二位、三位、四位、五位、上位。其中初、三、五位属阳，二、四、上位属阴。爻性和爻位相结合，构成一爻与他爻的不同关系，如当位、中位、承乘等，具有不同的意义。

如乾卦（䷀），《象》曰："潜龙勿用，阳在下也。见龙在田，德施普也。终日乾乾，反复道也。或跃在渊，进无咎也。飞龙在天，大人造也。亢龙有悔，盈不可久也。"乾的初爻其性为阳爻，是刚阳之象，宛如龙。其位在初，潜隐之征。

故其义为龙潜于下，不宜出动。

总之，《象传》依天道而明人事，力求将义理与本不存在必然联系的卦名、卦象、爻位，以及卦与卦、爻与爻之间的关系联系起来，从而阐释和发挥《易经》卦名及爻辞的蕴义，难免有牵强之嫌。

三、《文言传》

（一）《文言传》的定义

《文言传》是《易传》中解释乾坤两卦卦辞和爻辞的专论性文献，简称《文言》。"文"指乾坤两卦的经文，"言"指解说经文的言词。"文言"即经文的解说。

《文言传》分两部分，解说乾卦者称《乾文言》，解说坤卦者称《坤文言》。

（二）《文言传》的内容

《文言传》所阐发的乾坤两卦的要义，是在这两卦《彖传》《象传》的基础上，做出进一步的拓展，其主旨在于阐发天地之德，说明君臣、上下、进退、存亡之道，修身、齐家、治国、平天下之理。故朱熹曰："此篇申《彖传》《象传》之意，以尽乾坤二卦之蕴，而余卦之说，因可以例推云。"（《周易本义》）

1. **《乾文言》** 乾卦卦辞"乾、元、亨、利、贞"。《文言》曰："元者，善之长也。亨者，嘉之会也。利者，义之和也。贞者，事之干也。君子体仁足以长人，嘉会足以合礼，利物足以和义，贞固足以干事。君子行此四德者，故曰乾：元、亨、利、贞。"

乾卦卦辞"元、亨、利、贞"，谓之"四德"。其意是元始，亨通，和谐有利，贞正坚固。本为盛赞乾卦所象征的天的四种美德，实为赞美大自然的阳刚之德。人效法于天，则元、亨、利、贞又是指人德而言，即君子应遵循的仁、义、礼、信四种道德准则。

元，《周易》卦爻辞的常用语，其基本含义有二：一为"元始""创始"之意；二为"大"之意。

元，为万物之始，于时为春；为天德之首，于人则为仁。"仁"为儒家的一种含义极广的道德范畴，本指人与人的相互亲爱。孔子言"仁"，包括恭、宽、信、敏、惠、智、勇、忠、恕、孝、悌等内容，以"己所不欲，勿施于人"和

"己欲立而立人，己欲达而达人"为实行的方法。君子以仁为体，实践仁性，便会受人爱戴，为人之长，故曰"元者善之长"，"体仁足以长人"。

亨，《周易》卦爻辞常用语。"亨"之常义为"通"，意为亨通，是美好的会合。亨为生物之通，万物嘉美，于时为夏，于人则为"礼"。礼是社会生活中由于风俗习惯而形成的行为准则、道德规范和各种礼节。"进退有度，尊卑有分，谓之礼"（《汉书·公孙弘传》）。语言行动合于礼数制度为美之至，故曰，"亨者，嘉之会也……嘉合足以合礼"。

利，《周易》卦爻辞常用语。其基本含义有二：其一用作形容词，"和谐有利"之意。其二用作动词，又言"有利于"，如"利见大人""利涉大川"等。利为生物之遂，物各得宜，于时为秋，于人为义。义是指思想行为符合一定的标准。"义者宜也"（《礼记·中庸》），"行而宜之之谓义"（《原道》）。

在中国哲学史上，关于如何对待伦理和物质利益的观点称为义利观。其中，义指伦理规范，利指物质利益。《易传·文言传》强调"利者，义之和也"，"利物足以和义"，认为义和利是统一的。而孔子则谓"君子喻于义，小人喻于利"（《论语·理仁》），将义和利对立起来。义利统一，利物施普，厚德载物，物各得宜，则义无不和。故曰，"利者，义之和也……利物足以和义"。

贞，《周易》卦爻辞常用语。其义为"正"，含有贞正坚固之旨。

贞为万物之成，于时为冬，于人为（智）信、诚实、不欺之意。"与朋友交而不信乎？"（《论语·学而》）智，谓智慧、聪明，是人们行事的骨干。力行中道而不偏不倚，所谓刚健中正，即是贞正。

要之，《易传》用"元亨利贞"作为表示天道和人道统一的观念模式，一方面表示自然事物的发展规律，另一方面又表示人类道德原则的自然依据。易学家以春夏秋冬与仁义礼智（孔颖达《周易疏》以"信"拟贞，而朱熹《周易本义》以"智"拟贞）相比附，虽有穿凿之嫌，但也揭示了客观世界的普遍规律与人类社会的道德原则之间的联系问题。

2.《坤文言》《坤文言》是阐述坤卦的象征义蕴，借天地自然之德，以说明人事道德之义。

坤卦辞："元，亨。利牝马之贞。君子有攸往，先迷；后得主，利。西南得朋，东北丧朋。安贞吉。"

《坤文言》解释谓："坤，至柔而动也刚，至静而德方，后得主而有常，含万物而化光。坤道其顺乎，承天而时行。"其旨在进一步阐发坤卦所示"柔顺"之义。坤象地，与乾象天对。乾至刚而坤至柔，是乾与坤的固有属性。坤性柔顺，其动也刚。坤之柔顺随乾之动而表现出来，乾动而坤亦动，乾刚而坤亦刚。故曰"坤，至柔而动也刚"。

"至静而德方"，象征坤德的内涵。"方"在此指大地，所谓"天圆地方"，又有"流布四方"之意。乾动而坤静。坤性至静，得阳而动，生物之德，流布四方。

"后得主而有常"，谓具坤德者能以柔顺而随人后，可福庆长久。坤阴卑退，不为事先，以乾为先，坤处其后，即"后得主"。乾先坤后，坤随乾动，为坤之恒理，故云有常。

"坤道其顺乎，承天而时行"，谓坤卦其义为"顺"，寓"天尊地卑""地以承天"之义，揭示了乾与坤、阳与阴对立依存，阳主阴从的关系。

四、《系辞传》

（一）《系辞传》的定义

《系辞传》是《易传》中阐发《易经》经文义旨的通论性专著，分《系辞上传》和《系辞下传》两篇，通称《系辞》。《系辞》是《易传》思想的主要代表作，对以后易学的发展产生了很大的影响。

（二）《系辞传》的内容

1. **辨析阐发《易经》** 《系辞传》中以著求卦的法则以及八卦和六十四卦及卦爻辞的大义，成为象数学的依据之一。

2. **构建哲学体系** 《系辞传》构建了以阴阳为核心观念的哲学体系，闪烁着朴素唯物辩证法的思想光辉，诸如关于宇宙万物生于阴阳二气的观点、关于万物的发展"穷则变，变则通，通则久"的观点，以及关于遵循变化规律，促进事物更新发展的观点等（详见第三节《易传》的哲学思想）。

五、《说卦传》

（一）《说卦传》的定义

《说卦传》是《易传》中阐发《易经》八卦的含义、八卦的取象和方法及其义理的文章，通称《说卦》。

（二）《说卦传》的内容

1. **阐明了《易》的由来和卦的构成** 《说卦传》基于天道为阴阳，地道为柔刚，人道为仁义之说，提出"重卦合性命之理"。其谓："圣人之作《易》也，将以顺性命之理。是以立天之道曰阴与阳，立地之道曰柔与刚，立人之道曰仁与义。兼三才而两之，故《易》六画而成卦。分阴分阳，迭用刚柔，故《易》六位而成章。"其指出《易》卦由六爻组成，上两爻为一组，象征天；下两爻为一组，象征地；中两爻为一组，象征人。天中两爻确立阴阳更替，地中两爻确立刚柔更替，人中两爻确立仁义更替，并通过六爻的位置更迭，反映阴阳的区别和刚柔的交错，以说明六爻之经纬错综而成卦。

2. **"天地立位"说** 《说卦传》基于"天地立位"说，以八卦所象征的八种自然现象的错综关系，说明重卦的由来。《说卦传》认为《易》中八卦象征一定的事物：乾象天，坤象地，震象雷，巽象风，坎象水，离象火，艮象山，兑象泽。天、地、雷、风、水、火、山、泽八种基本事物在相互交错中发生变化，共同衍生出了万事万物。

3. **《说卦传》的引申和发挥** 《说卦传》阐发了八卦的象征意义并对其进行了引申，其中提出的八卦的方位为震东、巽东南、离南、坤西南、兑西、乾西北、坎北、艮东北，成为宋代后天八卦方位说的渊源。《说卦传》在八卦基本象征意义的基础上，从功能、属性、形象、地位关系等多方面，对八卦的象征意义进行了引申和发挥。如乾卦象征天、君、父、首、马、王、金、寒、冰、木、果、大赤等。

六、《序卦传》

（一）《序卦传》的定义

《序卦传》是《易传》解说《易经》六十四卦排列顺序的文章，通称《序卦》。

（二）《序卦传》的内容

《序卦传》以卦象、卦名为据，以"盈天地之间者唯万物"的观点解释乾坤两卦居于首位；以因果联系、物极则反、相反相生的观点解释其他各卦之间的相互联系；以"物不可穷"的观点解释最后一卦未济，表示事物的变易不是封闭的体系。

七、《杂卦传》

（一）《杂卦传》的定义

《杂卦传》是《易传》中杂错解说《易经》各卦蕴义的文章，通称《杂卦》。

（二）《杂卦传》的内容

《杂卦传》打乱《序卦传》所揭示的卦序，以相反相成的观点把六十四卦分为三十二对，两两对举，以精要的语言说明卦义及其相互关系，所谓"杂糅众卦，错综其义"（韩伯康《杂卦注》）。如乾卦（☰）纯阳，义主"刚健"，而坤卦（☷）纯阴，义主"柔顺"。

第三节　《易传》的哲学思想

《易经》以数立卦，以卦象、爻象判断吉凶休咎，属象数之学。而《易传》引申发挥了《易经》的某些重要思想，使之从巫术之学上升为比较系统的哲学，应属义理之学。《周易》在中国哲学史上地位，被看作是中国古代哲学的大道之源，其根本原因在于《易传》所蕴含的丰富的哲学思想。

一、《易传》的基本哲学范畴

（一）太极

太极是《易传》的重要范畴，语出《易传·系辞上传》："是故《易》有太极，是生两仪，两仪生四象，四象生八卦。八卦定吉凶，吉凶生大业。"太极在《易传》中的含义包括以下两方面内容。

其一为筮法范畴，指《易传·系辞上传》载有关于太极两仪四象的命题。在这一命题中，太极是指大衍之数或奇偶未分的状态，也就是蓍草混而未分的状态，是六十四卦最初的根源。八卦乃至六十四卦是由太极即五十或四十九根蓍草秆演变而来的。其中"是生两仪"指"分而为二以象两"，即把四十九根蓍分为两部分。"两仪生四象"指"揲之以四，以象四时"，即把分开的两部分，各以四根为一组而分别数之。"四象生八卦"指"十有八变而成卦"，即经过多次经营而画出六爻，成为卦象。因此太极→两仪→四象→八卦是指从太衍之数到画卦完成的过程。

其二为哲学范畴，太极包含着宇宙生论和宇宙本论的内涵，揭示了一种宇宙生成的基本模式，从而使它具有哲学的内涵，成为一个重要的哲学范畴。宇宙是时间和空间的总和，天地万物的总和。在中国古代哲学术语中，相当于宇宙观的还有乾坤、天地、寰宇、天下、大有等。宇宙生成论和宇宙本体论都是表述哲学理论的术语。关于宇宙的起源、结构以及变化过程的认识，称为宇宙生成论。关于宇宙本源的认识，称为宇宙本体论。

《易传·系辞上传》指出"《易》与天地准，故能弥纶天地之道"。"天地"指天地自然，"准"指齐准对应，"弥纶"指普遍包罗。"《易》与天地准"是指《易经》为整个宇宙、整个世界的缩影，整个宇宙和世界生成发展变化的奥妙寓于其中。所以一生二，二生四，四生八的数字模式虽为筮法的表述，但又包含着对世界形成过程的认识。

太极的宇宙生成论这一含义在汉代以后得到了充分的发挥和发展。《易纬乾凿度》认为易是无形、无象、无气、无质的，处于宇宙的最原始阶段，称为"太易"。太易之后，逐渐产生了气，再演化成形，称为"太始"。从太始开始有形，但无质地，后来有了质地，称为"太素"。从有气始，到有形、有质，统为"太极"（表3-2）。

表3-2　太极的生成模式

	太易	太始	太素	太极
形	−	+	+	+
象	−			
气	−	+	+	+
质	−		+	+

从太易到太始、太素、太极的演化过程反映出宇宙是一个演化过程。

关于太极宇宙生成模式有两种不同观点。其一为宋代周敦颐的"太极图说"。周氏认为，宇宙开始是无极，后来生出太极元气，元气分阴阳，阴变阳合而生五行，五行相生，形成了万物和人类，即无极、太极、元气、阴阳、五行、万物和人类。周敦颐的太极图是描述宇宙化生的过程（由无极而太极，为由虚向实转化）。其二为宋代邵雍的"太极阴阳二气说"（即二分法模式，图3-1）。邵雍认为"太极生两仪"就是生出一阴一阳，一阴一阳各自再生一阴一阳，成为太阴、少阳、少阴、太阳四象，四象再各生一阴阳，就是八卦（由太极而阴阳，为由实向虚转化）。

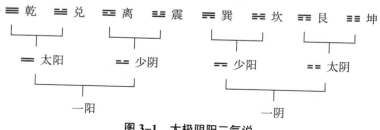

图3-1 太极阴阳二气说

上述两种观点，虽看法不一，但二者都把宇宙看作是一个统一体，并把人和万物看成是一个演化的过程。

关于太极的宇宙本体论含义，《易传》认为太极是天地产生、存在、发展和变化的根据。由太极生出乾坤，由乾坤二卦相互推移而生其他六十二卦，其卦象虽有形，但其变化规律则无形。前者为器，后者为道。后来的易学家加以发挥，形成了宇宙本体论的四个重要学派：①无本论：以王弼为代表，认为无极为无，是天地万物之本。②理本论：以朱熹为代表，认为无形无象的太极即是理，理是天地之所以然及其当然的法则。③心本论：以杨简为代表，认为心为太极，心是宇宙的本体。④气本论：以张载为代表，认为太极是阴阳二气的统一体。在中国古代哲学史上，气本论和理本论是宋代以后哲学发展的基本线索。

总之，《易传》的宇宙论是闪烁着辩证法光辉的宇宙论，把"生化"视为宇宙中最基本的规定，肯定变化是宇宙间的根本，是动态的、有机的宇宙论。

（二）阴阳

阴阳是中国古代哲学的基本范畴之一，也是《易传》最基本的哲学范畴。从易学哲学而言，"《易》以道阴阳"（《庄子·杂篇·天下》）。阴阳是易学哲学的核心，是贯穿这一哲学体系最基本的哲学范畴。易学哲学中的重要概念、范畴和命题都是以阴阳这一范畴为基础而展开和讨论的。《易传》指出"一阴一阳之谓道"（《易传·系辞上传》），这是第一次把阴阳当作最高哲学范畴用来看待一切，对待一切和解释一切。阴阳在《易传》中可以体现在以下两方面。

1. 易理阴阳 《易传》把易理概括为阴阳。就卦画言，奇偶二数，阴阳二爻，乾坤二卦都是一阴一阳。乾坤以外的各卦也都是由阴阳二爻组成，也是一阴一阳。八卦中的六子卦（震、坎、艮为阳，巽、离、兑为阴）也是相互成对，一阴一阳。六十四卦从总体上可分为三十二个对立卦，也都是一阴一阳。总之，阴阳对立充满了六十四卦，没有阴阳变易，《周易》也就失去了存在的价值和意义。此为卦本意上的阴阳。

2. 哲学阴阳 《易传》认为，阴阳是事物的性质及其变化的法则，提出"一阴一阳之谓道"的哲学命题，把阴阳抽象为表达事物对立性质的普遍范畴，视阴阳对立的、依存和转化为事物运动的根本属性和普遍规律。《系辞传》中的阴阳所指极为广泛，包括天地、日月、寒暑、昼夜、刚柔、健顺、明幽、进退、辟阖、屈伸、贵贱、男女等。总之，阴阳对立广泛存在于宇宙，即从自然到社会的一切事物之中。而阴阳又是相互变通、运动变化的，如日月之推移、寒暑之往来、行动之屈伸，所谓阴阳合德而刚柔有体，以体天地之撰，以通神明之德，故"天地交而万物通"。

《易传》在自然方面对阴阳的阐释体现了一种自然哲学，认为"乾，阳物也；坤，阴物也"。阴阳就是物，是生育万物的实体，所谓"生生之谓易""天地之大德曰生"。阴阳在《易传》中作为一种实体的自然哲学观点，在秦汉时期广为流传和发展，成为当时自然科学重要的指导思想。如天文学家张衡的宇宙理论和中医学理论就体现了阴阳与气化相结合的思想，而这种思想代表了当时自然科学界思潮的主流。

（三）刚柔

刚柔是《易传》中与阴阳相对应的重要哲学范畴，是用以表达天地万物和卦爻对立统一的基本范畴，具有和阴阳相同的性质，但较阴阳范畴层次为低。其主要表现在以下两方面。

1. 筮法范畴 刚柔主要指卦中的阳爻与阴爻。阴爻与阳爻交替使用，便可出现卦象与卦爻的变化。如"刚柔杂居，而吉凶可见矣"（《易传·系辞下传》）。通过刚柔的变化可以预测未来，占卜吉凶，趋吉避凶。《易传》提出了刚柔相济的主张，既主张自强不息，又反对过于刚强。

2. 哲学范畴 刚柔是指自然界中相互对立的两方面，即事物之阴阳对立的两方面。其认为"刚柔相推而生变化"（《易传·系辞上传》）。刚柔相推包括阴阳二爻的相互变化、相互消长，决定了爻象的变化及其相应的吉凶悔吝，反映出对立面相互联结、相互作用、相互转化而导致事物发展变化的思想。

（四）动静

动静在《易传》与阴阳、刚柔一道被赋予了哲学内涵，成为《易传》中很重要的哲学范畴。在《易传》中，动是与变（变化）密切联系的观念，如"动静有常，刚柔断矣""言天下之至动而不可乱也"（《易传·系辞上传》）。天下万物，有动有静，或动或静，有其一定的规律性。如"动静者，天地之气质也"（明代黄绾《明道篇·卷一》），动静是事物的固有属性。《易传》肯定了变化的普遍性，运动的实在性。易就是变易，变易就是变化，变化就是动。《易传》贵动，认为"夫乾，其静也专，其动也直，是以大生焉。夫坤，其静也翕，其动也辟，是以广生焉"（《易传·系辞上传》）。动与静有其内在的规律性，是绝对性与相对性的统一。《易传》基本上能正确地认识动静问题，为中国古代哲学动静范畴奠定了良好的基础。

（五）道器

道器是易学的基本范畴，也是中国古代哲学的基本范畴。《易传》在中国哲学史上第一次把道与器作为一对范畴加以论述。其谓"形而上者谓之道，形而下者谓之器"（《易传·系辞上传》）。

1. 道与器的含义　道是指乾坤和阴阳变易的抽象法则。法则是无形的，称为"形而上"。器是指有形之物和因物取象的卦画，称为"形而下"。简言之，道指抽象的法则，器指具体的事物。道器是中国古代哲学表示事物与法则、现象与规律、特殊与一般关系的范畴。

《易传·系辞传》中"道"与"器"是以有形与无形来区别的。如"一阴一阳之谓道""变化之道""三才之道"等。在这里"道"是存在于物象和卦爻象中的无形法则。其中阴阳之道是《易传》的灵魂和生命线。而"器"则谓"见乃谓之象，形乃谓之器"（《易传·系辞上传》）。在这里"器"是有形有象可以致用之物。

2. 道与器的关系　《易传》对道与器关系只从无形与有形、形而上与形而下加以说明。《易》有圣人之道四焉：以言者尚其辞，以动者尚其变，以制器者尚其象，以卜筮者尚其占"（《易传·系辞上传》），这些道是指天地阴阳运行的法则与规律，属无形之道，这些法则与规律是寓于具体的万物之中的，即所谓"道在器中"。

《易传》之"道"反映的是自然现象的规律，其基本内容为器，如四季的更替、昼夜的循环、寒暑的往来等。由于天地人三才一体，人效法于天，所以社会制度和社会关系等具体实在的东西（器），必须遵循一定的社会行为规范（道）。《易传》对道器范畴虽没有深入展开讨论，但道器作为哲学范畴却成为中国哲学史上哲学家们长期辩论的热门话题，先后出现了器体道用、道体器用、道器统一等重要观点。

（六）三才

三才指天道、地道、人道，实际指天、地、人。《易传》把天体运行变化的过程和法则称为"天道"，把地球万物生长变化的法则称为"地道"，把人类社会活动的法则称为"人道"。其有言《易》之为书也，广大悉备。有天道焉，有人道焉，有地道焉。兼三才而两之，故六。六者非它也，三才之道也"（《易传·系辞下传》），并认为六画卦就是三才的化身，卦中五、六（上）爻代表天，三、四爻代表人，初、二爻代表地。一卦中包括了天道、地道、人道，使天地人三才之道寓于卦画之中，即"兼三才而两之"。六画成卦，就象征三才之道，反映出天人合一的思想。天、地、人之道是统一的，统一之中又包含着差别，故"立天之道曰阴与阳，立地之道曰柔与刚，立人之曰仁与义"，刚柔、仁义均来自阴阳。《易传》三才之道，虽没有明确地揭示天人关系，但却为后人讨论天人关系写下了重重的一笔。

（七）太和

《易传》提出"太和"的观念，谓"大哉乾元，万物资始，乃统天……乾道变化，各正性命。保合大和，乃利贞"（《易传·象传》）。万物各正性命，不相悖害，是谓太和。太和是指最和谐的状态。孔子重视"和为贵"（《论语·学而》），提倡"和而不同"（《论语·子路》），"和"是对立面或多种不同因素的和谐共存。《易传》将儒道两家的贵和思想进一步提升为"太和"，并将其作为宇宙普遍和谐的最高状态，认为和谐才是事物顺利发展和成功的保证。

二、《易传》的哲学思想

（一）天地交感论

宇宙以及天地万物的起源，是中国古代哲学探讨的重要问题。《易传》认为"大哉乾元，万物资始"，"至哉坤元，万物资生"。乾代表天，属阳，坤代表地，属阴。其言"天地氤氲，万物化醇，男女构精，万物化生"，"天地感而万物化生，圣人感人心而天下和平。观其所感，而天地万物之情可见矣"。乾坤交感，即阴阳交感而化生万物。故曰"一阴一阳之谓道"。《易传》的天地交感论属自然哲学范畴，是一种朴素唯物主义的宇宙论和人类起源论。

（二）变动不居论

变化是中国古代哲学的一个重要观念。承认宇宙的运动变化是《易传》所包含的一种非常鲜明的哲学思想。变化又称变、易、变易，这其中包括以下几方面。

1. 变化的普遍性　"在天成象，在地成形，变化见矣"；"变通莫大乎四时"；"天地变化，圣人效之"（《易传·系辞上传》）。天地万物都在不停地运动变化，而四时的变化尤为显著，故有"变动不居，周流六虚，上下无常，刚柔相易"（《易传·系辞下传》）。

2. 变化的连续性　变化是进退开阖的过程。如"变化者，进退之象也"；"阖户谓之坤，辟户谓之乾，一阖一辟谓之变，往来不穷谓之通"（《易传·系辞上传》）。

3. 变化的永恒性　《易传》不仅肯定变化的普遍性、变化过程的连续性，而且还肯定了变化的永恒性。如"穷则变，变则通，通则久"（《易传·系辞下传》）。"变"是说明宇宙运动变化的普通性，"通"是说明运动变化的连续，而"久"则说明运动变化的永恒性。《易传》认为整个世界是新陈代谢，生生不已的。所谓"日新之谓盛，生生之谓易"。（《易传·系辞上传》）

4. 变化的形式　《易传》认为运动变化的形式是"无往不复"（《易传·象传》）。无往不复即往来反复、循环往复之意，《易传》中无往不复思想的特点是：①中和:《易传》以中和之道为天地间最完美的德行，认为世界的运动变化应以中和为度，以保持事物向好的方向发展。②日新:《易传》认为，"天地之大德曰生"，"日新之谓盛德"。事物发展到终极，必然向对立的方面发展而推陈出新。

5. 变化的原因　《易传》认为变化在于对立面的相互推移。"刚柔相推而生变化。"刚柔相推实即一阴一阳，阴阳相感。要之，一切运动、发展变化的根本原因在于对立统一。

总之，天地相感，变动不居，是"一阴一阳之谓道"的具体表现。"一阴一阳之谓道"是《易传》最基本的哲学思想。

（三）三才之道论

《易传》提出天道、地道、人道三者统一的观点，把自然、社会和人看成是一个有机的整体。其有谓"夫大人者，与天地合其德，与日月合其明，与四时合其序，与鬼神合其吉凶。先天而天弗违，后天而奉天时"（《易传·文言传》），此强调尊重客观规律，顺天时而行，按自然法则行事，并注重人的主观能动性，故谓"天行健，君子以自强不息"（《易传·上经·乾》）。

第四节　《易传》的象数思维

一、象数的概念

（一）象的定义

象是指八卦、六十四卦的卦象及三百八十四爻的爻象。《易传·系辞传》用"象"阐述天道、地道、人道，所谓"圣人立象以尽意"（《易传·系辞上传》）。

"象"字仅在《易传·系辞传》便出现了 19 次，其"象"的概念层次大体可分为以下几方面。

1. **自然之象**　自然之象是客观存在的物质之象，即客观的物象，所谓"取象"之象，诸如八卦之象分别象征自然界的天、地、雷、风、水、火、山、泽，或人体的首、腹、足、股、耳、目、手、口，或动物界的马、牛、龙、鸡、豕、雉、狗、羊等。故有"象也者，像也""象其物宜"。

2. **易象**　包括卦象和爻象。《易学通论·易辞通释》言："卦爻之象，象万物之象也……八卦则有八象，八卦重为六十四卦，则六十四象，爻之象，二者而已。然以其所在之卦及位之不同，而有三百八十四象。卦爻之象为本象，本象奇偶变化而已。徒以奇偶之象，不足以喻于人，则又取物象、事象、意象，是之谓假象。"这里的"奇偶"指阳爻和阴爻。因阴爻和阳爻的位置不同而产生爻象。爻变则卦变，卦变则象变，象变而意变。这是象所展示的世界运动变化的规律，亦即思维运动的规律。

3. **意象** "意象"是在观物取象的基础上，通过模拟、类比而形成的意念。所谓"拟诸其形容，象其物宜"，"立象以尽意"，终致"得意忘象"。

（二）数的定义

在易学中，数的含义有二：其一，数是六十四卦、三百八十四爻的阴阳、奇偶之数。数与卦爻象相合以说明《易》的义理。"谓穷极其阴阳之数，以定天下万物之象。犹若极二百一十六策，以定乾之老阳之象，穷一百四十四策，以定坤之老阴之象，举此余可知也"（《周易本义》）。象数思维的数当属此义。其二，数是术数，如汉宋以来流行的五行数、河图洛书之数、皇极数等。

二、象数思维的定义

象数思维是假借《易传》中的筮数和卦爻象，进行形象思维，取象比类，触类旁通，从形成和发展理性思维的一种思维方式。象数思维是中国封建社会典范性的思维方式。

三、象数思维的内容和特征

（一）象数思维的内容

1. **象** 物象→易象（卦象、爻象），如"古者包牺氏之王天下也，仰则观象于天，俯则观法于地，观鸟兽之文与地之宜，近取诸身，远取诸物，于是始作八卦"（《易传·系辞下传》），此论述说明了先贤通过"观""取""见"而取象，象借拟而得意（立象以尽意），阐发至颐、至奥、至微、至深的易理。

2. **数** 数是六十四卦、三百八十四爻的阴阳、奇偶之数，如"筮，数也"（《左传》）。占筮就是按一定方法求得数字，以定吉凶。又如"大衍之数五十，其用四十有九。分而为二以象两，挂一以象三，揲之以四以象四时……是故四营而成《易》，十有八变而成卦"（《易传·系辞上传》），即经过"分二""挂一""揲四""归奇于扐"四个步骤完成一次推演变化，即一变，称为"四营而成易"，按此规则三变而成爻，而对于阳爻（—）、阴爻（--）而言，阳数为奇，阴数为偶，每卦六爻需十八变，即"十有八变而成卦"。经过蓍草占筮的推算得出一系列的数，然后将数变换成卦，形成六十四卦、三百八十四爻，即由数定卦，以数定象。从行蓍的方法言，是先有数的推演，而后有象，卦象是由数决定的。世上的祸福吉凶主宰于数。八卦是《易传》象数思维的基本符号。卦象作为直观的符号系统，有巨大的包容性和可穷尽性，天地人均寓于其中，具有普遍的解释功能。这种以数定卦，由卦象而物象的结构是《易传》反映和揭示客观世界奥秘的象数思维结构。因立象方能尽意，象在思维过程中是最重要、最关键的，故又称为唯象思维。这种思维方式是通过卦象与物象之间的联结、转化以模拟反映和显示事物之间的联系，是在直觉思维的比类、模拟基础上，对宇宙世界和人生直观的、整体的把握。

（二）象数思维的特征

"取象比类"是《易传》象数思维的基本特征。取象是选择个别事物作为典型，比类则是根据个别事物中的共性加以演绎。八卦及六十四卦具有执简驭繁的特殊的象数思维作用，故"其称名也小，其取类也大"。象数思维是由归纳到演绎，由个别到一般，归纳与演绎综合运用的思维方式。就其思维过程而言，取象的目的在于比类。因此，以取象比类为特殊的象数思维是形象思维（直觉思维）和逻辑抽象思维（思辨）相结合，寓理性思维于形象思维的特殊思维方式。

四、象数思维的意义

以数定象，立象尽意，寓意于象，以言（辞）明象，望象生义是《易传》象数思维推理的特点。这一特点决定了《易传》象数思维推理的类比性。这种类比的思维模式规范着华夏民族的思维活动，渗透到中华民族的心理结构、生活方式、行为方式、思维方式、情感方式等各方面。但是，《易传》的象数思维源于古代巫术，必然具有迷信神秘色彩。其作为一种思维方法，虽然具有形象、宏观、整体、动态的优点，但也不可避免地存在着机械性、循环性、直觉性和欠精密性的局限。

第四章

易图学概述

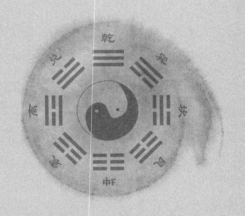

第一节　易图学的基本概念

一、易图

易图是解《易》图式的总称，如河图、洛书、太极图、先天图和后天图、卦变图等。宋代以前的《易》注，未尝有图。自周敦颐传陈抟《太极图》并为之立说之后，渐开易图之例。

二、易图学

易图学是以各种图式解释易理，进而解释世界的学问。易图学是在象数学派基础上发展起来的。象数学派到了宋代，提出了河图、洛书、太极图、先天图和后天图、卦变图等许多图式，从而形成了易图学。易图学在明代最为流行。易图是《易经》和《易传》所没有的。易图学著作繁多，但多杂而滥，质量不高，在易学史中也不是易学的主流。易图虽在一定程度上起到了文字所起不到的作用，但却有哗众取宠之嫌。

第二节　河图洛书

一、河图洛书的概念

河图洛书是河图和洛书两种解《易》图式的合称，简称"河洛""图书"。"河出图，洛出书，圣人则之"（《易传·系辞上传》），河图与洛书是关于八卦来源的传说。河洛之辞，最早见于《尚书·顾命》，又见于《论语·子罕》。河图与洛书究竟为何物，历代学者的解说大相径庭。宋代以后，一般均以载入朱熹《周易本义》卷首的黑白点图作为河图、洛书的定本，本节所及亦据此。

（一）河图图式（图4-1）

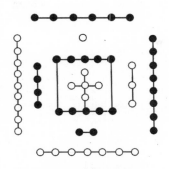

图4-1　河图图式图

注：1. 本图旨在于解说《系辞上传》"河出图"之语及"天地数"之义。《易传·系辞上传》曰："天一，
地二；天三，地四；天五，地六；天七，地八；天九，地十。"此图即取以排成"一六居下，二七居
上，三八居左，四九居右，五十居中"的方位。

　　2. 图中白点表示奇数（阳），即"天数"；黑点表示偶数（阴），即"地数"

（二）洛书图式（图4-2）

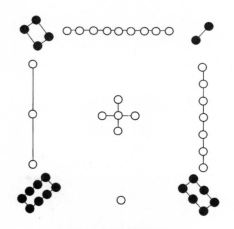

图4-2　洛书图式图

注：1. 本图旨在说明《易传·系辞上传》"洛出书"之语，并以一至九数排成"戴九履一，左三右七，
二四为肩，六八为足，五居中央"的方位。

　　2. 图中白点表示奇数（阳），黑点表示偶数（阴）

二、河图与五行生成数

（一）五行生成数

1. 天地之数　《易传》以一至十的数目中，奇数一、三、五、七、九为阳，

为"天数";偶数二、四、六、八、十为阴,为"地数"。两类数字逐一相加,总计五十五,合称"天地之数"。其言"天一,地二;天三,地四;天五,地六;天七,地八;天九,地十",又言"天数五,地数五。五位相得而各有合,天数二十有五,地数三十,凡天地之数五十有五,此所以成变化而行鬼神也"(《易传·系辞上传》)。

2. 五行生成数 古人将五行概念纳入天地之数,认为五对奇偶数的相互配合,象征五行,以一至五为"五行生数",六至十为"五行成数",合称五行生成数。

3. 五行与天地之数 五行与天地之数的关系,有较多的论著对其解释与说明,如"天一与地六相得,合为水;地二与天七相得,合为火;天三与地八,合为木;地四与天九相得,合为金;天五与地十相得,合为土也"(《周易正义》),见表4-1。

表4-1 五行与天地之数表

五行	水	火	木	金	土
天数	一	七	三	九	五
地数	六	二	八	四	十

4. 五行、天地之数与方位 对于五行的方位具体"即谓五行相得,则是指一、六居北,二、七居南,三、八居东,四、九居西,五、十居中而言"(《周易折中》引龚焕语),见表4-2。

表4-2 五行、天地之数与方位表

五行	水	火	木	金	土
天数	一	七	三	九	五
地数	六	二	八	四	十
方位	北	南	东	西	中

在古人的认识中,一至十这组数字,含有奇偶、阴阳、五行、五方等多种象征。河图学派主张有数而后有象,有象而后有形,以奇偶二数的排列组合,说明天地万物的来源与结构,宣扬以数为本的世界观。

（二）五行生成数与河图的联系

1. 五行的名次及其意义　《尚书·洪范》提到的五行名次为"一曰水，二曰火，三曰木，四曰金，五曰土"。其中一、二、三、四、五这五个序数的意义，原书并没有说明。后世认为"万物成形以微著为渐，五行先后亦以微著为次。水最微为一，火渐著为二，木形实为三，金体固为四，土质大为五"（《周易正义》），即五行的先后次序反映了万物由微而著的生成过程。

2. 河图与五行生成数　在天地之数中，一至五为生数，象征事物的发生；六至十为成数，象征事物的形成。河图的生成数，象征着阴阳化生五行，五行衍生万物。水数为一，一代表阴，阴为阳之基，故生数起于一；火数为二，二代表阳，阴无阳则无以化，故火数为二；水阴火阳，阴阳气化，万物始能化生，有水火才有木，故三数为木；有木才有金，故金数四；土为万物之母，故五行生数、成数皆五。土居于中，五为万物之母，故其主成数皆加五而成。诚如张景岳所说："五行之理，原出自然，天地生成，莫不由数，圣人察河图而推定之。"又言："河图以天一生水，一得五而六，故地以六成之而居北；地二生火，二得五而七，故天以七成之而居南；天三生木，三得五而八，故以八成之而居东；地四生金，四得五而九，故天以九成之而居西；天以五生土，五得五为十，故地以十成天而居中。生数为主而居内，成数为配而居外，此则河图之数定也。"（《类经图翼·气数统论》）总之，河图的五行生成数为天一生水，地六成之；地二生火，天七成之；天三生木，地八成之；地四生金，天九成之；天五生土，地十成之。

总之，河图构图的数字，黑点代表阴，为偶数；白点代表阳，为奇数。其奇数之和25，偶数之和30，合于天地之数55。奇数与偶数相参，代表天地，是谓天地阴阳之数。其数字又与五行相配，又借五行而与五方、五时乃至八卦等相配，融天地人、阴阳、象数于一体，形成了一个理念化的五行宇宙模式图。

三、洛书与明堂九宫数

（一）明堂

明堂是西周时期政教合一的宫廷建筑，又名太庙、大室、清庙、大学、辟雍等。明堂的建筑格局为九处房屋（图4-3），东南西北各三室（其中四角房屋一室两名），东边一排称青阳，西边称总章，南边称明堂，北边称玄堂。中央一室上圆下方，称太庙、太室。

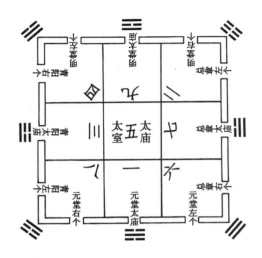

图 4-3　明堂九室图

（二）九宫数

1. **九宫**　明堂九室所在的方位八方和中央，计九个方位。古人将八个方位和中央称之为九宫，九宫各有专名和数字，详见下图 4-4。

阴洛宫 四 东南	上天宫 九 南	玄委宫 二 西南
仓门宫 三 东	招摇宫 五 中央	仓果宫 七 西
天溜宫 八 东北	叶蛰宫 一 北	新洛宫 六 西北

图 4-4　九宫示意图

2. **九宫数**　九宫配有数字称为九宫数，九宫数字的组合称为九宫算，即"明堂者，古有之也。凡九室，九室之制，二九四、七五三、六一八"（《礼记·明堂》）。

九宫算在数学上作"三阶幻方"，图中任意一条连线上三方数字相加，其和皆为十五，所谓"四正四维皆合于十五"，见图 4-5（通过中央的四条连线称为四维，不通过中央的四条连线称为四正）。

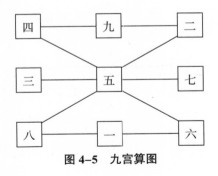

图4-5　九宫算图

（三）九宫数与八卦方位

一为坎宫，主水，居北。九为离宫，主火，居南。三为震宫，主木，居东。七为兑宫，主金，居西。五为中宫，主土，居中央。二为坤宫，居西南。八为艮宫，居东北。坤艮均为土。六为乾宫，居西北。四为巽宫，居东南。乾巽均主木（图4-6）。

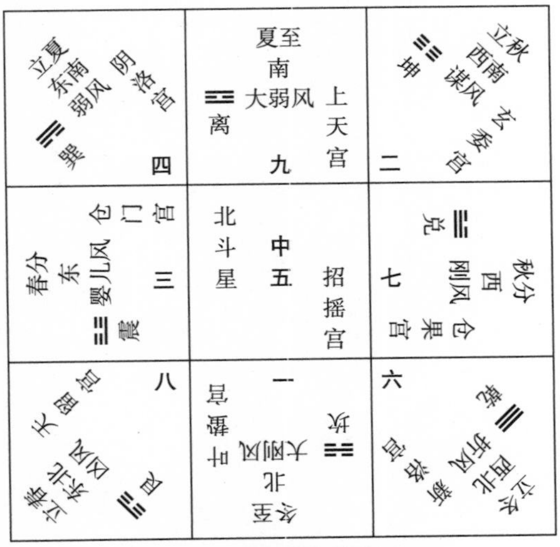

立夏 东南 弱风 阴洛宫 巽 四	夏至 南 大弱风 上天宫 离 九	立秋 西南 谋风 玄委宫 坤 二
春分 东 婴儿风 仓门宫 震 三	北斗星 中 五 招摇宫	秋分 西 刚风 仓果宫 兑 七
立春 东北 凶风 天留宫 艮 八	冬至 北 大刚风 叶蛰宫 坎 一	立冬 西北 折风 新洛宫 乾 六

图4-6　九宫八卦示意图

（四）洛书与九宫八风

1. 洛书与九宫　洛书的数字排列，每一宫各有一个数字，称为洛书九宫数。其顺序为戴九履一，左三右七，二四为肩，六八为足，五居中央，即头上是九，脚下是一，左方为三，右方为七，上两角（肩）分别为二和四，下两角（足）分别为六和八，五在中央。在这里，洛书的数字与明堂九宫数一致。

2. 洛书与八风　八风指大自然不同方向的八种风，即东方婴儿风、南方大弱风、西方刚风、北方大刚风、东北凶风、东南弱风、西南谋风、西北折风。

3. 洛书与九宫八风　洛书不若河图将天地自然之数分为生数和成数来代表五行，而是以九宫位、九宫数指示方位、时令，以代表五行、六气、八风等（图4-7）。九宫与八风相配而为九宫八风，由明堂九室和八卦方位，配上数学幻方而为九宫数。九宫数再与八风相配为九宫八风，从而形成了一种说明世界的模式。至于洛书与九宫数之间的关系究竟如何，迄今仍是易学研究中的未解之谜。

阴洛宫	东南 巽 ☴ 立夏 四	弱风	上天宫	南离 ☲ 夏至 九	大弱风	谋风	西南坤 ☷ 立秋 二	玄委宫
仓东门宫	震 ☳ 春分 三	婴儿风	招摇宫	中央 五		刚风	兑 ☱ 秋分 七	仓果西宫
天留宫	八艮 ☶ 立春 东北	凶风	叶蛰宫	一坎 ☵ 冬至 北	大刚风	折风	六乾 ☰ 立冬 西北	新洛宫

图4-7　洛书九宫八风图

四、河图洛书的理论意义

河图之五行生成数和洛书之明堂九宫数，均是从战国秦汉以来阴阳五行家宇宙生成论模式理论衍生出来的数字组合，通过解释《易传》天地之数的义蕴，以说明天地万物的生成，是一种以数为本的世界观。

河洛之数与八卦方位，斗纲建月时辰相结合，组成了代表四隅、四立、二分、二至时空关系的九宫八风图（图4-8），寓日月星辰、方位、时令于一体。《黄帝内经》将河洛之数用于说明自然变化和人体生理、病理以及预防治疗等问题。

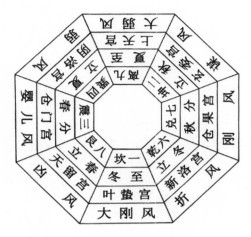

图 4-8　九宫八风图

第三节　先后天图

一、先天图

（一）先天图的含义

1. 先天之学　先天之学又称先天象数学，是北宋邵雍所倡扬的以《周易》思想为基础，推衍、探究天地自然发生发展的奥秘而形成的独具特色、影响广泛、讲求心法的象数哲学体系。其基本理论集中于邵氏所著之《皇极经世书》及各种图说。

2. 先天图的含义　先天图是指邵氏的先天八卦图，又称伏羲八卦图，以及在先天八卦图基础上又衍生的先天六十四卦图，又称伏羲六十四卦图，其关系如下（图 4-9）。

$$
\text{先天图（先天四图）}
\begin{cases}
\text{先天八卦图}
\begin{cases}
\text{先天八卦方位图} \\
\text{先天八卦次序图}
\end{cases} \\[1em]
\text{先天六十四卦图}
\begin{cases}
\text{先天六十四卦方位图} \\
\text{先天六十四卦次序图}
\end{cases}
\end{cases}
$$

图 4-9　天先图关系

（二）先天图的基本内容

1. 先天八卦次序图　先天八卦次序图旨在说明"太极生两仪，两仪生四象，四象生八卦"(《易传·系辞上传》)之义。所谓一分为二,二分为四,四分为八。八卦之序,奇数为阳卦,偶数为阴卦,即乾一、离三、巽五、艮七为阳,兑二、震四、坎六、坤八为阴(图4-10)。

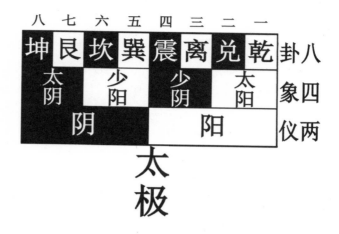

图4-10 伏羲八卦次序图

2. **先天八卦方位图** 先天八卦方位图,又称乾南坤北图。其旨在说明"天地定位,山泽通气,雷风相薄,水火不相射"(《说卦传》)之义。八卦之中,乾居南方正位,坤至北方正位。乾系四卦居左,象征天左旋;坤系四卦居右,象征地右动。此即乾南、坤北、离东、坎西、震东北、兑东南、巽西南、艮西北。自震至乾为顺,自巽至坤为逆(图4-11)。

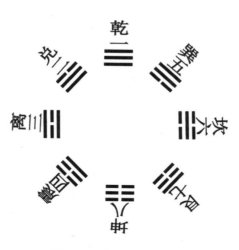

图4-11 伏羲八卦方位图

3. 先天六十四卦次序图 先天六十四卦次序图,又称六横图、六十四卦横图(图4-12,图4-13)。

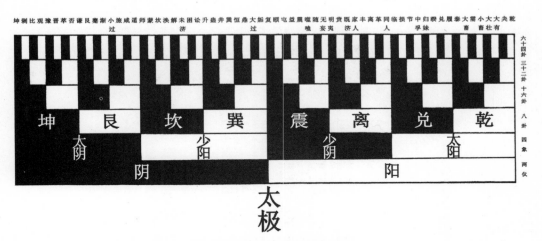

图4-12 伏羲六十四卦次序图

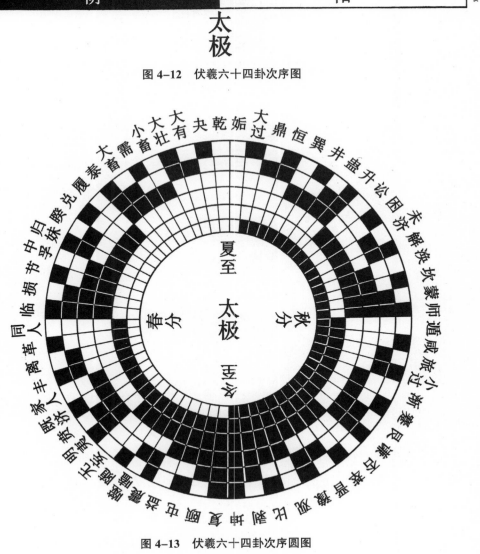

图4-13 伏羲六十四卦次序圆图

4. 先天六十四卦方位图　见图 4-14。

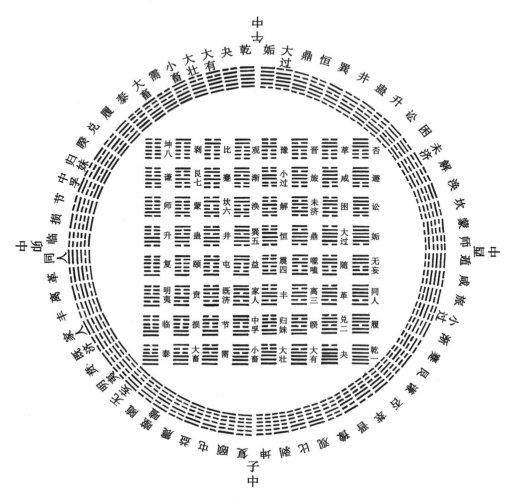

图 4-14　先天六十四卦方位图

（三）先天图的理论意义

1. 汉代卦气说

（1）卦气：西汉孟喜《易》学，以气为本，取《周易》六十四卦与十二月气候相配合，称为卦气。

（2）四正卦：据西汉孟喜的卦气说，坎、离、震、兑为四正卦。四正卦分主四时、四方，即坎卦主冬，北方之卦；离卦主夏，南方之卦；震卦主春，东方之卦；兑卦主秋，西方之卦。坎卦初爻主冬至，离卦初爻主夏至，震卦初爻主春分，兑卦初爻主秋分。其余诸爻亦各主一气。

（3）十二辟卦：西汉孟喜从四正卦之外的六十卦中挑出复、临、泰、大、壮、夬、乾、姤、遁、否、观、剥、坤十二卦，称为十二辟卦。十二辟卦周而复始，标志着一年十二月阴阳二气的消长变化规律，故又称"十二消息卦"（图4-15）。

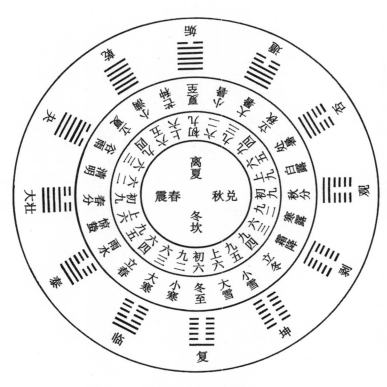

图 4-15　十二消息图

（4）卦气图：西汉孟喜《易》学的卦气说，以四正卦、十二辟卦为基础，将六十四卦与十二月气候相配而形成的圆图，即为卦气图。卦气图是以卦象为基础的阴阳二气周年消长图，也是一个气象、物候标准周年循环图（图4-16）。

就卦象而言，复卦的阳爻在下，示一阳初生，此后阳爻依次增加，示阳气渐盛，至乾则全是阳爻，示阳气极盛。姤卦一阴爻在下，示一阴初生，此后阴气盛，至坤卦则全是阴爻，示阴气极盛。

其中，四正卦主春夏秋冬四时，爻是二十四节气。十二辟卦主十二辰，爻主七十二候。其六十卦每卦主六日七分，则三百六十爻共主三百六十五日四分之一。如是，一年四季的二至二分，风雨寒暑的变迁变易，均以符合卦爻为节度。

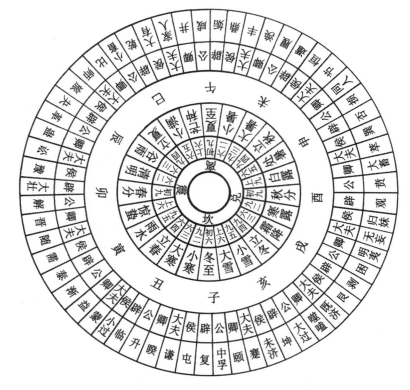

图 4-16　卦气六日七分图

注：1. 本图据《周易本义》卷首所引。

2. 图内坎离震兑四卦分居四正，主四时；外六十卦分属十二月，卦主六日七分。

3. 据图示，可见汉代易学家以卦气解《易》的大略

2. 邵雍的卦气图　邵雍认为，阴阳二气消长决定了一年的气象、物候、天道、人事。年、月、日的阴阳二气消长，宛如春去冬来的变迁与循环，这一时间段称为一元，即一元就是天地的一次开始。一元之内的天道、人事也是由阴阳二气所决定的。因此天道、人事均可用卦气表示。邵氏依据一阴一阳依次相生的原则，创造了先天方位图和先天卦序图，将汉代卦气图的坎离震兑四正卦改为乾坤坎离四正卦，这四正卦主一年四季，分配于一元之中，形成了新的卦气图。先天卦序中挑出坎离乾坤四卦，则冬至正好是复卦，夏至正好是姤卦，符合冬至一阳初生，夏至一阴初生的原则，以乾坤消息能更好地描述阴阳二气的消长运动。

3. 先天图的意义　先天图是邵雍为了更好地标志阴阳二气消长而对卦序所做的重新安排。其先天圆图，似与莱布尼茨的二进制相符。但就其创作目的和内容言，先天图与二进制无丝毫关联。因此，先天图不具有二进制意义。另外，邵

雍的先天圆图的卦序与汉代卦气图的卦序不同，与《周易》中的卦序更不同。此外，我们也不能说《周易》、汉代卦气图与二进制有什么关系。我们应以科学的态度对待历史上出现的文明成果。

二、后天图

（一）后天图的含义

1. **后天之学**　后天之学是与先天之学相对的一个概念，同为邵雍所倡导，即认为"先天之学"立本，"后天之学"致用。

2. **后天图的含义**　后天图即邵氏所说的"后天卦图"，包括后天八卦次序图（又称文王八卦次序图，图4-17）和后天八卦方位图（又称文王八卦方位图，图4-18）。

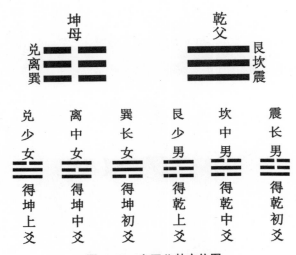

图4-17　文王八卦方位图

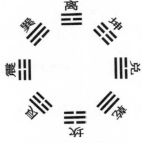

图4-18　文王八卦方位图

（二）先后天图的关系

1. 卦形、卦象 先天八卦和后天八卦完全相同。

2. 方位、顺序 先天八卦和后天八卦在八卦的方位和顺序上不一致。

（1）先天八卦：乾南坤北，离东坎西（图4-19）。

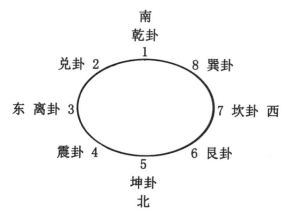

图 4-19 先天八卦图

（2）后天八卦图：离南坎北，震东兑西（图4-20）。

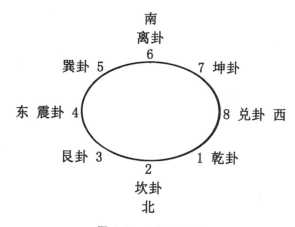

图 4-20 后天八卦图

后人多采用后天八卦，即文王八卦。《黄帝内经》的九宫八风亦是采用后天八卦。

第四节 太极图

一、太极

太极，始见于《易传·系辞上传》："《易》有太极，是生两仪，两仪生四象，四象生八卦。"太极是天地未分的统一体，是宇宙的本源，是儒家哲学中表示最高哲学的范畴。太极又称无极。汉儒张载、王廷相等以"气"立论，而宋儒朱熹及其弟子以"理"立说，太极实际所指当以前者为是。

二、太极图

（一）太极图的理论根据

太极图以《易传·系辞上传》中"《易》有太极，是生两仪，两仪生四象，四象生八卦"为理论依据。

（二）太极图的种类

1. 空心圆图 此类图在宋元易学著作及《正统道藏》中常常可以见到。因太极即无极，无边无际，无形无象，故以空心圆示之。

2. 周子太极图 此图系周敦颐所作，并附有《太极图说》，见图 4–21。

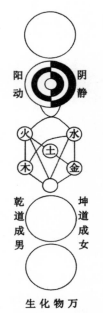

注：1. 本图据朱熹《晦庵集》，与《太极图说》并行。图及《图说》均经朱氏校定。
2. 图中自上而下，共分五层，以说明太极生成万物的模式。
第一层为大圆图，代表太极之本体，即天地万物之本体。
第二层为黑白三轮图，又称"水火匡廓图"。右标"阴静"，左标"阳动"。黑白之圈轮廓相抱，象征太极动而生阳，静而生阴。
第三层为五行交合图，又称"三五至精图"，象征阴变阳合而生水、火、木、金、土。五行以小圈为主，分居五方，水居右上，火居左上，木居左下，金居右下，土居中央，代表五行的小圈即交于其上的三轮图，又自相联系。
第四层亦为大圆圈，代表阴阳五行的生成皆禀男、女气质，故右标"坤道成女"，左标"乾道成男"。
第五层为一大圆圈，代表以上程序化生大自然中形态万殊之物，故圆圈下标示"万物化生"

图 4–21 周子太极图

3. 阴阳鱼图 阴阳鱼图是现在最流行的太极图。其标准形制见于明代赵㧑

谦《六书本义》。阴阳鱼太极图，又称天地自然之图（图4–22）。

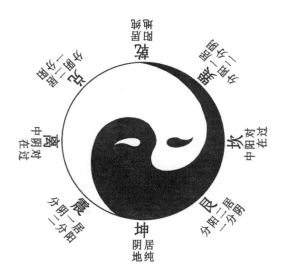

图 4–22 天地自然之图

注：1. 本图据明代赵㧑谦《六书本义》，亦称"先天太极图""太极真图"，简称"先天图""太极图"。

　　2. 图中黑白回互环抱，象征"太极"生阴阳两仪。若将全图划分八块（见"古太极图"，图4–23），

　　　　可见其间包含八卦之象

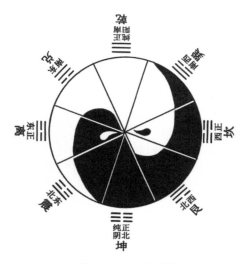

图 4–23 古太极图

注：1. 本图采自胡渭《易图明辨》，据明代赵仲全《道学正宗》而作。

　　2. 本图与《天地自然之图》无异，唯将黑白环互体划分为八块，其中所涵"先天八卦"之象更为显明

三、太极图的意义

（一）周子太极图的意义

周子太极图附有《太极图说》，是对《太极图》的说明。其谓："无极而太极，太极动而生阳，动极而静，静而生阴，静极复动，一动一静，互为其根，分阴分阳，两仪是立焉。阴变阳合，而生水火木金土，五气顺布，四时行焉。五行一阴阳也，阴阳一太极也，太极本无极也。五行之生也，各一其性。无极之真，二五之精，妙合而凝，乾道成男，坤道成女，二气交感，化生万物，万物生生而变化无穷焉。"周氏太极图实际上是太极化生图，是宇宙化生万物的模式图。周氏的太极图及其《太极图说》阐释了《周易》的基本精神。在万物之中，周敦颐突出了人的价值和作用，所谓"惟人也，得其秀而最灵"；在人群中，又突出圣人的价值和作用，谓"圣人定之以中正仁义，而主静，立人极焉"。周敦颐的太极图不仅说明了宇宙化生过程，而且也说明了人及人类社会的一切现象，对后世影响极大，成为宋元明清时期国家统治思想的重要组成部分而居于崇高地位。

（二）阴阳鱼图的意义

阴阳鱼太极图有"太极函阴阳，阴阳函八卦"之妙。整个阴阳鱼圈就是太极，其中的黑白就是阴阳、两仪、动静、刚柔，黑白的多少表示阴阳的消长，即太阴、太阳、少阴、少阳，以及方以类聚、物以群分、在天成象、在地成形、乾道成男、坤道成女等。这个图表现着乾上坤下，离东坎西，震、巽、艮、兑随阴阳升降，分布于四隅。如是，八卦也就包括在其中了。

具体言之，圆圈表示太极。两边白黑互回，白中有黑，黑中有白，白为阳，黑为阴，表示阴阳消长，阴中有阳，阳中有阴，阴阳交错，动静互涵。阴盛于北方，经震、离、兑以至于乾，阳极盛。震在东北，一分白，二分黑，故其卦为一奇二偶；兑在东南，二分白，一分黑，故其卦象为二奇一偶；乾正南，全白，故其乾象为三奇，纯阳无阴；离正东，取西方的白中黑点，为二奇含一偶。阳盛于南方，阴始兴起，经巽、坎、艮以至于坤，阴极盛。巽在西南，一分黑，二分白，故其卦象为一偶二奇；艮在西北，二分黑，一分白，故其卦象为二偶一奇；坤正北，全黑，故其卦象为三偶，纯阴无阳；坎正西，取东方的黑中白点，为二偶含一奇。所以阴阳鱼图有太极涵阴阳，阴阳涵八卦之妙。总之，阴阳鱼圈把太极、阴阳统于一图之中，阴阳由小到大的生长不仅表示阴阳二气的消长，也表示太极、两仪、四象、八卦，乃至推衍到天地万物。阴阳此消彼长，阴阳互相包藏，太极生生不息，揭示了天地万物的化生过程，是中国古代唯物辩证思想的一个最适宜的图示。

第五章

易学的哲学思想

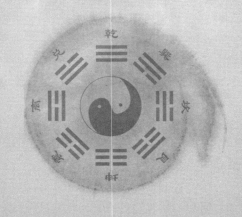

第一节　易学的宇宙观

一、宇宙和宇宙观的概念

（一）宇宙的概念

宇宙是一切物质及其存在形式的总称，即天地万物的总称。

"宇宙"一词，最早见于《庄子·齐物论》："旁日月，挟宇宙。"《经典释文》引《尸子》云："天地四方曰宇，往来古今曰宙。"宇为无限空间，宙为无限时间，故曰宇宙是时间和空间的总和。所谓宇宙是指客观世界而言。

（二）宇宙观的概念

宇宙观，即世界观，是人们对客观世界总的根本的看法，包括人对自身在世界整体中的地位和作用的看法，它是自然观、社会历史观、伦理观、审美观、科学观的总和。哲学是宇宙观的表现形式。在人类认识史中，按世界观的基本问题，即精神与物质、思维与存在的关系分，世界观可分为唯心主义和唯物主义两种根本对立的类型。

二、易学的宇宙观

易学在《易传·系辞上传》"《易》有太极，是生两仪，两仪生四象，四象生八卦"的宇宙生成模式的基础上，建立起来的以气（太极）为宇宙万物本源，以阴阳五行为世界间架的完整的宇宙论体系。

（一）太极（气）是宇宙的本源

太极（气）是天地未分的统一体，是宇宙的本源。太极具有元初物质的意义，具有实体的含义。宇宙生成过程可以用如下关系表示，见图5-1。

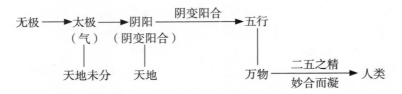

图 5-1 宇宙生成过程

（二）变易是宇宙的根本

《易传》认为，变化是天地事物最根本最普遍的性质。其谓"在天成象，在地成形，变化见矣"，又言"日新之谓盛德，生生之谓易"（《易传·系辞上传》）。日新是指不断地有新变化，生生是指不断地有新发展。变化就是指日新、生生，有形成、发展、创新的意思。

变化的根本原因在阴阳交感，刚柔相推。阴阳交感，化生万物，生生不已，变化无穷。变化是宇宙的根本事实，天地万物莫不在变易之中。宇宙就是一个动态的变易不息的宇宙。

（三）动静有常是运动的规律

动静是运动变化的形式，有"常"则是运动变化的规律，故而"动静有常，刚柔断矣"（《易传·系辞上传》）。天地万物的运动变化是有规律可循的，而不是杂乱无章的，故而"天地之道，恒久而不已……观其所恒，而天地万物之情可见矣"（《易传·下经·恒》），"言天下之至动而不可乱也"（《易传·系辞上传》）。《易传》肯定了宇宙间事物变化的规律，把宇宙万事万物的规律归结为以乾坤两卦为基础的八卦、六十四卦，把卦象视为永恒的世界图式。

第二节　易学的天人观

一、天人的概念

（一）天的含义

中国古代哲学的基本问题就是天人关系问题。天在中国古代哲学中用以表示苍苍太空、最上主宰、最高存在或不假人力的自然状态等范畴。它在不同的哲学体系中有着不同的含义。

1. **自然之天**　自然之天又称物质之天，是一种物质性的存在。其认为气是构成自然界的本源。自然之天包括了苍穹和大地，即天地。

2. **主宰之天**　主宰之天为有人格的上帝，即天神上帝，是人间的最高主宰。

3. **义理之天**　义理之天又称道德之天。天是某种宇宙道德原则，是人类道德的范本和根源。天为一切美德之本，天将这些美德赋予人，人实践这些美德便成为贤人。

（二）人的含义

人是地球上生命有机体发展的最高形式，是在劳动基础上形成的社会化的高级动物，是社会历史活动的主体。人能制造和使用工具进行劳动，并能用语言进行思维。

在中国古代哲学中，人的含义有二，其一为现实中的认知主体或实践主体，其二为有价值的理想人格。

二、天人与易学

（一）天道和人道

天道和人道是中国古代哲学的一对范畴。天道是指天的运动变化规律。人道是指人类行为的客观规律或人应遵守的社会规范。天道和人道的关系就是天人关系。天人关系是中国古代哲学的基本问题。中国古代哲学家大都认为人道与天道一致，而且以天道为本。

（二）天人观在《易传》中的体现

在中国古代哲学中，天道是指对世界的认识，而人道则是对人自身的认识。中国古代哲学特别强调认识世界和认识人类自身的统一性，故天人合一便成为中国古代哲学关于天人关系的基本观念。

《易传》把天体运行变化过程和法则称作"天道"，把地球上万物生长变化的法则称作"地道"，把人类社会活动的法则称作"人道"。其认为"《易》之为书也，广大悉备。有天道焉，有人道焉，有地道焉。兼三才而两之，故六。六者非它也，三才之道也"（《易传·系辞下传》）。三才之道是天道、地道和人道的统称。六卦画中，初二爻为地，三四爻属人，五六（上）爻属天。六画成卦象征三才之道。六十四卦中每一卦都是三才之道的具体体现。《易传》把天、地、人联系成为一个有机的整体，故而有"立天之道曰阴与阳，立地之道曰柔与刚，立人之道曰仁与义"（《易传·说卦传》）。天地人三才之道是统一的，但统一之中包含着差别。天道的内容为阴阳，地道的内容为刚柔，人道的内容为仁义。如是《易传》将天道、地道、人道都赋予了价值意味，并将其视为现实的人应当追求的目标，也就是进入了天人合一的理想境界。这种境界称为"夫大人者，与天地合其德，与日月合其明，与四时合其序，与鬼神合其吉凶"（《易传·上经·乾》）。《易传》的天人合一观强调人与自然的和谐统一，对于把人与自然对立起来的形而上学的错误观点，具有启迪意义。

第三节　易学的形而上下本体论

一、本体论的概念

（一）本体的含义

在西方哲学史上，"本体"一词来自拉丁文 on（存在、有、是）和 ontss（存在物），有存在、世界存在之意。在中国古代哲学中，本体又称"实体""本根""本"。

（二）本体论的含义

在西方哲学史中，本体论是关于存在及其本质和规律的学说，是研究现象世界存在的原因、本质和规律的学问。

在中国古代哲学中，本体论又称"本根论"，是指关于探究天地万物产生、存在、发展变化的根本原因和根本依据的学说。中国古代哲学家对天地万物本根的认识大体有三：其一，根本是没有固定形体的物质，如"气体"；其二，根本是抽象的概念或原则，如"理""无"；其三，根本是主观精神。第一种观点属于朴素唯物主义，后两者则属于唯心主义。

二、易学的本体说

中国古代哲学关于本体论的研究又常常与生成论联系在一起进行，并以本末、道器、体用、形上形下的形式加以论述。

（一）本末

本末是中国古代哲学的一对范畴，特别是魏晋玄学的基本范畴。本有本根、本体、本始、本质（根据）的含义，末有末节、末终、表现（作用）的含义。本末与体用范围含义相近。

《易传》从初始角度规定本末的含义。"《易》之为书也，原始要终，以为质也。六爻相杂，唯其时物也。其初难知，其上易知，本末也。初辞拟之，卒成之终"（《易传·系辞下传》）。在这里虽以初爻、上爻代指事物的发端，因辞义微，事末显著，其上爻因卦之终，事之成而义理显。"本"隐微难见，"末"则显著易见又源于本，以初始与上终规定了本末的含义，已具有了抽象的哲学本体的意义。

（二）道器

道与器是易学的一对哲学范畴。《易传》从道器、形上形下来探讨本体论。其谓："乾坤，其易之缊邪？乾坤成列，而《易》立其中矣。乾坤毁，则无以见《易》。《易》不可见，则乾坤或几乎息矣。是故形而上者谓之道，形而下者谓之器。"（《易传·系辞上传》）乾坤是《周易》的基本卦象，泛指天地阴阳。乾坤阴阳成列，卦画定位，则"易"之"体"也就确定下来了。乾坤毁，卦画不定，则无以见"易"。象指卦爻，象是有形的，易道即阴阳对立的法则是无形的。形而上是指无形，形而下是指有形。卦象有形，为形而下，易道无形，为形而上，故"见乃谓之象，形乃谓之器"。可见，卦爻象及其所代表的有具体形象的天地万物称为器，即可见的现象和形体为器；无形的阴阳变易法则为道。道寓于器中。换言之，形而下是有形的器物，形而上是无形之道。《易传》将道与器对立起来，并以"形而上"和"形而下"作为区分，奠定了中国古代哲学本体论发展的基本范畴框架，成为中国哲学史上形而上学的原则之一。

（三）体用

体用属于中国古代哲学的基本范畴。体指本体或实体，用指作用、功用。体用是指本体或实体及其作用、功能和属性。

《易传·系辞上传》谓："神老方而易无体。"其又言："显诸仁，藏诸用。"这里"体用"二字已蕴含着后来作为哲学范畴的基本含义，在中国古代哲学中形成了有体有用、体用如一的思维模式。

（四）易学的本体论

易学从太极、阴阳、道器、体用、本末、形上形下等范畴来探讨天地万物产生、存在、发展变化的根本原因和依据，形成了易学哲学中的形而上学或本体论。由于历代哲学家对太极、道、本体的认识不统一，便形成了不同的易学本体论。其中，以清代王夫之为代表的气本体论，可谓阐发并完善了易学本体论哲学体系。其基本学术观点如下。

1. 太极阴阳说（太极又称太和氤氲之气） 王氏在张载的太极即气说的基础上，坚持用对立统一的观点说明太极，认为太极是阴阳二气合一的实体。其所谓："太虚即气，氤氲之本体。""阴阳者，太极所有之实也"（《船山全书》）。太极分之为阴阳，阴阳合之为太极。"氤氲太和，合于一气，而阴阳之体具于中矣。"太极是气，是阴阳二气的对立统一体，所以说"是性情相需者也，始终相成者也，体用相函者也，性以发情，情以充性，始以肇终，终以集始，体以致用，用以备体……六者并撰而同有，同有而无不至。至则'极'，无不至，则'太极矣'"（《周易外传》）。世界上的一切事物都是对立统一的，万物的性与情、始与终、体与用相反相成，对立统一，构成了事物本体及其变化规律。对立统一规律是宇宙间一切事物共有的，故称极，无一例外，故称太极，因此有言"阴阳者，气之二体"，"阴阳相摩，则生六子以生五十六卦"（《张子正蒙注·太和》）。"阴中有阳，阳中有阴，原本于太极之一，非阴阳判离，各自孳生其类"（《周易外传》）。

2. 天下唯器说 《周易外传》中提到"天下唯器而已矣，道者，器之道……无其器则无其道"，有形可见的具体事物为器，无形可见的法则为道，且二者合而为一，道依赖于器，故曰"无其器则无其道"。因此，不能离器而言道，更不能器外求道。王氏的道器观肯定了物质第一性，精神第二性，抽象寓于个别之中，正确地解决了道与器的关系。

总之，在易学研究中，以张载、王夫之为代表的气本体论，从《易传》太极、阴阳、道器的唯物主义路线出发，认为客观世界是物质性的世界，太极为气是世界的本源，是阴阳二气合一的实体。阴阳二气的对立统一是客观物质世界运动变化的根本原因，从而建立起气本体论的易学哲学体系，标志着中国易学哲学发展的高峰。

第四节　易学的人生观

一、人生观的含义

人生观是对人生的根本观点，是世界观不可分割的部分。由于人们在社会实践中所处的地位不同，认识不同，因而形成了不同的人生观。

二、易学中体现出的人生观

（一）天人合德

《易传》从天人合一的整体观出发，强调在天地人三才一体的体系里，三才之道是一致而不相悖的。人之行为规范效法于天地自然是天经地义的事。人应与"天地合其德"。以人合于天，以天为道德楷模，要求人效天而行，以"通天下之志"，"成天下之务"，从而"成德广业"。这些论述示人当与天地自然和谐相处，不能违背自然规律，不应将人与自然对立起来。这就是"顺天应人""和顺于道德而理于义"。

（二）自强不息

《易传》肯定了《易经》的阳刚进取之德，从预测吉凶、趋吉避凶的功利目标，将其升华为一种积极的能动的进取精神。如"夫乾，天下之至健也，德行恒易以知险"（《易传·系辞下传》），"天行健，君子以自强不息"（《易传·上经·乾》）。人在天地人三才的统一体中，应以天道为法，具备自强不息的品德，以做到生生日新，新陈代谢，生生不已，即"富有之谓大业，日新之谓盛德，生生之谓易……天地之大德曰生"（《易传·系辞上传》）。

（三）厚德载物

《易传》在赞扬乾阳之德的同时，也强调坤柔之德。其认为坤以宽容柔顺为德，如"至哉坤元，万物资生，乃顺承天。坤厚载物，德合无疆。含弘光大，品物咸亨"（《易传·上经·坤》）。君子之德一方面表现为自强不息的能动性，同时又表现为厚德载物的宽容性，这是处理人际关系的准则。《易传》所奠定的勤劳勇敢、温良俭让的精神，已凝结为中华民族的传统美德。

（四）持盈有道

《易传》主张人人应有谦逊的美德，"天道亏盈而益谦，地道变盈而流谦，鬼神害盈而福谦，人道恶盈而好谦"（《易传·上经·谦》）。其要求"君子以虚受人"，用宽厚的胸怀去接受别人的意见，取人之长，补己之短。知进而知退，知得而知失，知存而知亡。进退、得失、存亡盈虚不失其正。持盈有道，贵在中和。把中道、中正、守中等中和之道作为天地间最完善的德行，建立起以中和为本的道德观。

第六章

易学的思维方式

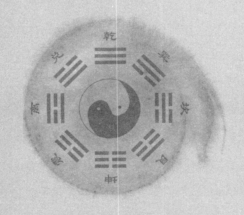

第一节 辩证思维

一、思维的含义

《中国大百科全书·哲学》一书中对于思维有两种定义，即"广义上是相对于物质而与意识同义的范畴；狭义上是相对于感性认识而与理性认识同义的范畴"。

二、辩证思维的含义

思维正确反映客观现实的规律。思维规律是外部世界规律在人的思维过程中的反映。外部世界规律和思维规律在本质上是同一的。但是两者在表现上又有区别，外部世界的规律以必然性的形式，通过偶然性不自觉地表现出来，而思维规律则表现为主观的逻辑形式，与人有意识的、自觉的活动相联系。

唯物辩证法的规律不仅是客观世界的普遍规律，也是人类思维的最一般规律。按唯物辩证法的规律进行的思维称为辩证思维。辩证思维最基本的特点是将对象作为一个整体，从其内在矛盾的运动变化及各方面的相互联系中进行考察，以便从本质上系统地、完整地认识对象。

三、易学的辩证思维

（一）整体性原则

整体性原则是中国传统思维方式的基本原则，贯穿于《周易》和整个易学。整体性原则的核心在于承认整体大于各个局部之和。八卦和六十四卦的图形虽由阴爻（--）和阳爻（—）两种符号组成，但当阴阳二爻按一定的结构关系排列成不同的卦象时，各卦象所代表的事物和属性已远远超过了阴阳二爻的简单相加，而是将天地人三者融为一个有机整体。八卦是一种整体思维模式，以八卦的思维模式来观察世界和万物，则要求从整体的观点去把握对象。

（二）变易性原则

《周易》和整个易学贯穿着世界万物永恒运动变化的观点。爻象本身作为图象和符号就表示运动和变化，如"道有变动，故曰爻""爻者，言乎变者也""爻也者，效天下之动者也"（《易传·系辞下传》）。八卦和六十四卦都是由阴爻和阳爻组成的，阴爻和阳爻为动态之象，阴爻称六，六为老阴之数，阳爻称九，九为老阳之数，表示卦象中的阴阳爻始终处于运动化过程之中。这种变易思想是通过卦象和卦爻辞面表达出来的，如"八卦成列，象在其中矣；因而重之，爻在其中矣；刚柔相推，变在其中焉；系辞焉而命之，动在其中矣。吉凶悔吝者，生乎动者也"（《易传·系辞下传》）。

（三）阴阳互补原则

阴阳互补原则是指阴阳的对立统一。其相互依存、互根的统一方面，一般总是处于主导地位，起着决定性作用。所谓"一阴一阳之谓道"，六十四卦以乾坤二卦为初始和基础，其所表现的阴阳互补原则是《周易》和整个易学的指导思想。

1. 阴阳依存 辩证思维强调对立双方的依存关系，即对立面的相互依赖性。《易传》认为，乾为阳，代表天，坤为阴，代表地，乾和坤即天和地，为产生万物之父母。阴阳合德，刚柔相济，方能生生不息。《易传》虽已意识到对立双方的主次问题，但又强调"天尊地卑，阳主阴从"，便具有绝对主观的色彩，最终陷入了思维的误区。

2. 阴阳转化 转化是对立面之间的相互变化或易位，是辩证思维的精髓。《易经》已经含有明显的关于对立面相互转化的思想。这种思想不仅反映在泰和否二卦本身所内涵的意蕴，而且直接地反映在诸如"小往大来""大往小来""无平不陂""无往不复""先否后喜"等卦爻辞中。《易传》把《易经》的转化思想提到了一个新的高度，认为转化是普遍和必然的。如《易传·系辞传》所言"日往则月来，月往则日来，日月相推而明生焉。寒往则暑来，暑往则寒来，寒暑相推而岁成焉"，以及"是故阖户谓之坤，辟户谓之乾，一阖一辟谓之变，往来无穷谓之道""穷则变，变则通，通则久"，这些论述就是把转化看作是一种循环往复的过程，物至极便是转化的条件和起点。《周易》阴阳依存、转化的朴素辩证思维对中国古代辩证法的形成产生了巨大的影响。

（四）中和均衡原则

中和是由差异而形成的均衡统一。八卦和六十四卦由阴爻和阳爻组合而成。阴爻和阳爻具有不同的属性和功能，是构成卦对立互补的两种要素。八卦和六十四卦虽由不同的要素组合而成，但它们在总量上和数量的结构分配上是均衡的，因而在整体上又显示出中和的特点。就八卦和六十四卦的卦象看，它们都是两两对称，相反相成，从而构成了和谐均衡的统一整体。《周易》强调尚中而不偏执，无过无不及。均衡守中才是万物正常生化的关键。

总之，易学的辩证思维以阴阳为基本范畴，包括了对立统一、变易发展、相反相成、物极必反、整体联系、生化日新等问题，内容极其丰富，凝结着中华民族的智慧结晶。

第二节　直观意象思维

一、直观意象思维的含义

（一）意象的含义

意象是以感觉、知觉、表象为基础，在人的头脑中所形成的主观映象。

感觉是脑对直接作用于感觉器官的事物个别属性的反映。事物的属性是指客观事物最简单的物理属性（如颜色、形状、大小、软硬、隐显等）、化学属性（气味或味道），以及有机体最简单的生理变化（疼痛、舒适、冷热、饥饱等）。

知觉是人脑对客观事物整体属性的反映或事物间简单关系的反映。知觉是在感觉的基础上形成并对感觉的材料进行初步加工，以抓住事物的主要特征，是人脑对事物属性进行分析综合的结果。

表象是在知觉的基础上所形成的感性形象，分为记忆表象和想象表象。感知过的事物在人脑中重现的形象叫记忆表象。由记忆表象或现有知觉形象改造成的新形象叫想象表象。

意象的建立离不开观察、记忆、表象，但意象并非是对客体毫不遗漏的摹写，而是经过思维主体重建后形成的构造性映象。

（二）意象思维的含义

意象思维是运用直观性特征的意象进行思考的一类思维方法，是抽象思维方法的对称，习惯上称为形象思维方法。

运用意象思维方法时，思维的主体一般是在认识目的或创造目标的指引下，通过联想、想象等心理过程，运用分析、综合、比较、类比等逻辑方法，对旧的意象进行改造加工、组合拼接，最终建立新的意象。如物景、人或物的形象、画面、具象的思想模型等。

科学方法中的形象化方法、思想实验等都是意象思维方法的具体运用形式。

二、易学的意象思维方式

（一）意象思维的符号

卦爻之象即卦画和爻画是易学意象思维所用的符号。易学意象思维的形象性特点主要从三个不同层次上展现出来。

1. **阴阳二爻**　阴爻（－－）、阳爻（一）分别代表阴阳属性和数的奇偶。阴爻（－－）、阳爻（一）为意象思维的初始符号，具有形象性的特点。

2. **八卦**　初始符号具有形象性，为三爻一组的八卦反映事物的形象性提供了整体条件。八卦是构成世界的天、地、雷、风、水、火、山、泽八种基本物质的拟象。

3. **六十四卦**　六十四卦的形象性更为显著，主要体现在两方面。

（1）每个爻画在卦体中的位置：如乾卦的六个爻画，自上而下形象地展示了阳刚之物的由隐而显、由卑而贵的发展过程。

（2）上下经卦之间的关系：如屯卦，"☵"为震下坎上。下卦震（☳）为雷，意属动；上卦坎（☵）为水，为云，为雨，意属险陷。整个卦象象征雷雨，雷雨又意味着春天来临，万物复苏萌发，同时又象征着万物在复发过程中会遇到险阻。

每一重卦的整体形象为卦名的确定及卦辞的产生提供了依据，而每一爻画的阴阳属性、所处位置，以及上下爻之间的关系，又为爻辞的产生提供了依据。

（二）意象思维的方式

1. **援物取象**　观、取、见、拟以取象，从物象而意象。

2. **立象尽意**　近取诸身，远取诸物，始作八卦，故而"设卦以尽情伪"。思维的路线是象→辞→义，即卦象→卦爻辞→义理。寓意于象，以言明象，又望象生义，这是易学推理的一大特点。卦爻辞在推理过程中起着由此及彼的样板（模式）作用，其推理的结果不是对卦爻辞的理解，而是通过卦爻辞触类旁通，举一反三，达到解决疑难的目的。如泰卦九七爻辞"拔茅茹，以其汇，征吉"，以茅草蓬勃生长作为类比的材料，引申出人与人之间应像茅草根系一样紧密团结，事业才会发达。

总之，《周易》卦爻辞不仅具有"明象"的作用，更具有举一反三的逻辑作用，以其所知而喻其所不知而使人所知。这种意象思维方式规范着整个华夏民族的思维活动，具有极大的创造性。但是，以形象为特征的类比推理不同于西方的"科学类比"，其或然性比较大。

第七章

易学哲学与中医学

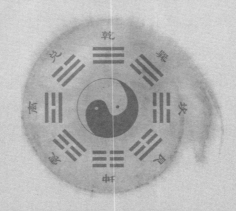

第一节　阴阳学说

一、易理阴阳

阴阳是易学哲学体系中最基本的哲学范畴，是《周易》的核心观念和灵魂。《易经》虽没有明确地提出阴阳的概念，但在其卦象和卦爻辞中已蕴涵着阴阳的思想。在《易传》中，《彖》以阴阳释卦象的卦辞，仅限于泰否两卦，谓泰"内阳而外阴"，否则"内阴而外阳"。《小象》以阴阳释乾坤两卦，乾卦初九辞"潜龙勿用，阳在下也"，坤卦初六辞"履霜坚冰，阴始凝也"。《彖》《象》对阴阳学说尚未展开讨论。《文言传》则明确地提出乾坤两卦与阴阳。乾卦爻辞"潜龙勿用，阳其潜藏"，坤卦爻辞"阴凝于阳必战"。《系辞传》则更进一步以阴阳学说对卦爻象进行全面的阐发，谓"阴阳之义配日月"；"阳卦多阴，阴卦多阳"；"乾，阳物也；坤，阴物也。阴阳合德而刚柔有体"。这里的阴阳是指事物属性的阴性和阳性。而"一阴一阳之谓道""阴阳不测之谓神"，则不仅指阴阳二者的变化，而且还指正反两方面的对立统一关系，故而"立天之道曰阴与阳，立地之道曰柔与刚，立人之道曰仁与义"。此外，阴阳本指气而言，阴阳二者的运动规律谓之道，则阴阳又兼指事物之性，诚如韩伯康注曰，"在天成象，在地成形，阴阳者言其气，刚柔者言其形，变化者始于气象而后成形，万物资始乎天，成形乎地，故天曰阴阳，地曰柔刚也"（《周易正文》）。

总之，《易传》接受并发展了春秋战国时代已广为流行的阴阳学说，提出了"立天之道曰阴与阳""一阴一阳之谓道"的命题，把阴阳学说作为宇宙的根本法则和认识自然与社会的根本方法。

《易传》认为天地万物都具有阴阳两方面，阴阳矛盾普遍存在。《易传·系辞下传》谓"乾坤，其《易》之门邪？乾，阳物也；坤，阴物也。阴阳合德而刚柔有体，以体天地之撰，以通神明之德"，阴阳的相互作用是推动事物变易的根本原因，而"刚柔相推，变在其中矣"，阴阳的相互作用表现为相互消长和转化，八卦、六十四卦及一卦中的六爻位都蕴涵着阴阳盛衰消长和转化的规律。阴阳的和谐统一是天地万物正常化生的重要条件，故曰："保合大和，乃利贞。"（《易传·上经·乾》）

二、中医阴阳学说对易理阴阳的发展

（一）阴阳是宇宙的根本规律

1. **易理** 《周易》把阴阳的对立统一当作宇宙的总规律，故有"一阴一阳之谓道"，"观变于阴阳而立卦，发挥于刚柔而生爻"。但《易经》本为卜筮之书，其所谓的阴阳必然带有神秘色彩。《周易》把太极生两仪，两仪生四象，四象生八卦，八卦重叠而衍生六十四卦的规律作为宇宙的总规律。这种规律具有机械死板，有形而上学之嫌。

2. **中医** 《素问·阴阳应象大论》有言："阴阳者，天地之道也，万物之纲纪，变化之父母，生杀之本始，神明之府也。"中医学认为，阴阳的对立统一是天地万物运动变化的根本规律。天地万物生成、变化、消亡的根源是自然界物质内部所具有的阴阳的作用，而不是上帝鬼神的天命，不是超感性的精神本体。坚持从物质世界本身来说明世界，是对易理阴阳的重大发展。

（二）阴阳的普遍性

1. **易理** 在《周易》中，阴阳的对立广泛存在于宇宙之中，存在于从自然到社会的一切事物之中。

（1）八卦与阴阳见表7-1。

表7-1 八卦与阴阳表

阴阳	八卦			
阳	乾	震	坎	艮
阴	坤	巽	离	兑

六十四重卦根据阴阳之奇偶也分一阴一阳而为三十二个对立卦。

（2）事物属性与阴阳见表 7-2。

表 7-2　事物属性与阴阳表

阴阳	事物
阳	天日暑昼明辟进屈贵男君奇君子之道
阴	地月寒夜幽阖退伸贱女民偶小人之道

2. 中医　阴阳是"天地之道，万物之纲纪"（《素问·阴阳应象大论》），且"数之可十，推之可百，数之可千，推之可万，万之大，不可胜数，然其要一也"（《素问·阴阳离合论》），《素问·四气调神大论》中强调"阴阳四时者，万物之终始也，死生之本也"。天地万物不论是空间方面还是时间方面，无一不是阴阳矛盾的展开和体现。

（三）阴阳对立

1. 易理　《易传》提出了以一分为二为特色的经典宇宙生成模式，即"《易》有太极，是生两仪，两仪生四象，四象生八卦"（《易传·系辞上传》）。这是一→二→四→八……的宇宙生成格局，从整体上是一个不断地一分为二的过程。而这种以"生"为特色的一分为二，不仅是数量上的一分为二，而且是性质上的对立之分，如太极为天地未分的统一体，其所生天地或阴阳之二是性质的对立。这种一分为二又是不可穷尽的，故曰："物不可穷，故受之以未济。"（《易传·序卦传》）

2. 中医　《灵枢·阴阳系日月》言"夫阴阳者，有名而无形"，指出阴阳属于标本事物形态的范畴。任何事物都可以一分为二，都包含着相互对立的两方面。中医学用水和火的特性来代表事物的阴阳属性，所谓"水火者，阴阳之征兆也"（《素问·阴阳应象大论》）。张景岳则明确地提出："阴阳者，一分为二也。"

（四）阴阳互根

1. 易理　《易传》谓"乾知大始，坤作成物"。乾坤二卦为生其他六子卦的父母，六子卦均由乾坤中阴阳两爻交互错综而成。八卦中除乾为纯阳，坤为纯阴之卦外，其他六卦分别由阴阳两爻结合而成，表现为阴中有阳、阳中有阴的阴阳互根关系。

2. 中医　"生之本，本于阴阳"（《素问·生气通天论》），"阴在内，阳之守也；阳在外，阴之使也"（《素问·阴阳应象大论》），"平旦至日中，天之阳，阳中之阳也；日中至黄昏，天之阳，阳中之阴也；合夜至鸡鸣，天之阴，阴中之阳也；鸡鸣至平旦，天之阴，阴中之阳也。故人亦应之"（《素问·金匮真言论》）。这些论述说明世界万物"皆阴阳、表里、内外、雌雄相输应也，故以应天之阴阳也"（《素问·金匮真言论》），即所谓"阳中有阴，阴中有阳"（《素问·天元纪大论》）。

（五）阴阳消长

1. **易理** 《周易》八经卦、六十四别卦和一卦中六个爻位，都蕴含着阴阳盛衰消息之易理，所谓"君子尚消息盈虚，天行也"（《易传·上经·剥》），见表7-3，表7-4。

表7-3　八卦阴阳消长表

	阳				阴
乾卦 ☰	阳盛极			坤卦 ☷	阴盛极
离卦 ☲	阳极—阴生			坎卦 ☵	阴极—阳生
巽卦 ☴	阳消阴长			震卦 ☳	阴消阳长
艮卦 ☶	阴长阳弱			兑卦 ☱	阳长阴弱

表7-4　六十四卦阴阳消长表

	阳				阴
乾卦	阳盛极			坤卦	阴盛极
姤卦	阳极—阴生			复卦	阴极—阳长
遁卦	阳多阴少			临卦	阴多阳少
坎卦	阴中含阳			离卦	阳中含阴
否卦	阴阳平衡			泰卦	阴阳平衡
观卦	阳消阴长			大壮卦	阴消阳长
剥卦	阴长阳弱			夬卦	阳长阴弱

剥、复两卦的变化，就是这种阴阳消长的典型体现。十二辟卦用阳阳消长的变化体现了一年四季、二十四节气和七十二候的阴阳盈虚消长的动态平衡。

2. **中医** 中医在对阴阳消长的认识中，也有较多论述，如"阳尽阴盛"（《素问·脉解》），"阳生阴长，阳杀阴藏"，"阳胜则阴病，阴胜则阳病"（《素问·阴阳应象大论》）。

（六）阴阳转化

1. 易理 "变动不居，周流六虚，上下无常，刚柔相易"（《易传·系辞下传》），"无往不复"（《易传·上经·泰》），往复谓阴阳两种势力的相互转化，转化的条件为"穷"。"穷"，极限之谓，所谓"穷则变，变则通，通则久"（《易传·系辞下传》）。

2. 中医 《素问·气交变大论》中言"阴阳往复"，又言"重阴必阳""重阳必阴""寒极生热，热极生寒"（《素问·阴阳应象大论》）。

总之，中医学在《周易》阴阳学说的基础上，认为阴阳二气是宇宙的始基，不仅无生命的物体分阴阳，有生命的物体也以阴阳为存在的根本，任何事物无不处于阴阳的对立统一之中。阴阳是宇宙的总规律，阴阳相错是一切事物变化的根本原因，这种阴阳相错的作用表现为天地上下、升降、动静的相互交感。一切事物或过程都包含着阴阳两个既对立又统一的矛盾方面，阴阳的矛盾运动推动着事物的运动发展，从而将易理阴阳范畴广泛应用于医学科学，达到了出神入化的程度，如以下几方面。

1. 宇宙观（自然观） 阴阳为天地之道。

2. 生理 《黄帝内经》言"生之本，本于阴阳"；"阴阳匀平，命曰平人"；"言人身之阴阳，则背为阳，腹为阴；言人身之脏腑中阴阳，则脏者为阴，腑者为阳"。

3. 病理 《黄帝内经》言"阴胜则阳病，阳胜则阴病"。

4. 诊断 《黄帝内经》言"察色按脉，先别阴阳"。

5. 治则 《黄帝内经》言"调气之方，必别阴阳"，"谨察阴阳之所在，以平为期"。

6. 养生 《黄帝内经》言"法于阴阳，和于术数"。

第二节　五行学说

一、易理五行

战国时期是五行学说广为流行的时代，也正是《易传》中《说卦传》的形成时代，《说卦传》按五行思想将八卦配于八方（表7-5）。

表 7-5　五行配八卦表

乾	坤	坎	离	巽	震	艮	兑
天	地	水	火	风	雷	山	泽
西北	西南	北	南	东南	东	东北	西

五行中木金土三者，不见于八卦的八种基本象征之内，但五行思想的五行循环决定了一年四季的更替，万物的生、长、壮、老、已。《说卦传》将震卦为东，兑卦为西，坎卦为北，离卦为南，形成了一个反映万物生长壮老已过程的体系。而且在八卦方位中，没有五行的"中"，也是不得已的变通。《说卦传》中的八卦方位即文王八卦方位，是五行思想的产物，已为易学研究者所公认。汉以后日趋发展的"易学术数学"即渗入浓厚的五行思想。《易传》中关于天地之数，其奇偶互配，便象征着五行。

二、中医学对易理五行学说的发展

易学认为，五行有生数和成数。水一，火二，木三，金四，土五为生数；水六，火七，木八，金九，土十为成数。按《系辞传》中天地之数与五生成数，按东南西北中五的布局绘制成图，便是河图，这是一种世界结构模式。

中医学在易学五行学说的基础之上，将五行的成数与五脏、五方相联系，谓"东方青色，入通于肝……其类草木……其数八……南方赤色，入通于心……其类火……其数七……中央黄色，入通于脾……其类土……其数五……西方白色，入通于肺……其类金……其数九……北方黑色，入通于肾……其类水……其数六"，希冀通过数字进一步说明五行的内在结构及其与天地万物的关系，从而借助五行归类和五行的生克制化，把人体及人体与外界环境形成一个天人统一的五行结构系统。由此，五行学说便成为中医学生理、病理、诊断、治疗、药物等各学科的理论基础。

第三节　气一元论

一、气的概念

在中国古代哲学中，气是表示物质存在的基本观念。在古代典籍中，所谓物指个体实物，质指有固定形状的实物，而气则是泛指客观实在的观念。气的观念有着一个发展演变过程，气是一个具有复杂含义的概念。

（一）哲学范畴之气

气，作为哲学范畴而言，有本义和泛指之别。

1. 气的本义 气是一切客观的具有运动的存在。

2. 气的泛义 气泛指一切物质现象和精神现象。

（二）哲学本义之气的特点

1. 物质性 气是构成有形有质之物的原始材料。

2. 广袤性 东西为广，南北为袤，广袤指空间。气是有广袤度和深度，具有质量的规定性。

3. 运动性 气具有内在的运动性，经常处于聚散运动变化之中，具有气、形、质层次之别。

4. 可塑性 气可贯通于一切有形有质之物的内外，从而表现出多样性。

中国古代哲学的"气"与西方古代哲学的"物质"基本相类似，但又有显著的区别：其一，无不可入性；其二，内在运动性。这是中国古代唯物论的一个基本观点。中国古代哲学强调气的运动性，可以说气是"质"与"能"的统一，即既是物质存在，又有功能意义。质与能相即不离。把气理解为"功能"或"生命力"等，有偏失之嫌。

（三）气之具体科学的概念

其包括空气、气息（呼吸之气）、云气、烟气等，即一切非液体、非固体的存在。

二、易理之气论

先秦哲学中已明确地提出气的概念，见于《孟子》《管子》《守文》和《荀子》等著作中。《易经》只有"阳气"的概念，《易传》有"山泽通气"之说。《周易》虽没有论述作为哲学范围的气的内涵，但已蕴涵着"气一元论"的思想。从汉易始，提出了元气变易的思想，认为元气（气）是天地万物及其运动变化的统一的物质基础。《易经》所谓变易就是元气的阴阳变易。

两汉之际，谶纬流行。谶纬之学是中国两汉时期一种把经学神学化的学说。

"谶"是一种隐秘的语言，假托神仙圣人，预决吉凶，告人政事，谶书是占筮之书。"纬"是对"经"而言，是对"经"的解释，衍及旁文，《六经》皆有纬。《易纬》是对《周易》经传文所做的解释，是两汉易学的一个重要派别。其学术特点是，一将《周易》神秘化，一以象数解易理论化。其在哲学上提出了世界图式，并将其作为卦气说和象数解易的理论基础。《易纬乾凿度》是《易纬》解易的代表著作。

易纬以元气变易论气，并据此阐释《易经》卦爻的结构和意义，是对《易传》气论思想的重要发展，促进了中国哲学气范围的发展，具体表现为以下两方面。

其一，"太易"是宇宙的本源说。宇宙发生的模式为"太易→太初→太始→太素→万物"。元是气之始，元气形成于"太始"阶段。"夫有形生于无形……有太易，有太初，有太始，有太素。太易者，未见气也；太初者，气之始也；太始者，形之始也；太素者，质之始也。气形质具而未离，故曰浑沦。浑沦者，言万物相浑沦而未相离也，视之不见，听之不闻，循之不得，故曰易也"（《易纬乾凿度·卷上》）。由太易而太初，到了太初，便产生了气。以太易说解释卦画的起源，认为乾坤两卦为八卦和六十四卦的基础，乾坤卦象有形产生于无形，中间经过"太易""太初""太始""太素"四个阶段，太易无数，变而为一，一变而七，七变而为九，此为奇数和阳气的变化过程，有了阳气之数之一、七、九，则成为乾卦之象。太易又同时变为阴气之数的二、六、八，成为坤卦之象。

其二，变易为气的根本特性。"变易也者，其气也"（《易纬乾凿度·卷上》）。天地万物的一切运动变化都是气之阴阳的运动变化的结果。"易变而为一，一变而七，七变而为九，九者气变之究也，乃复变为一。一者形变之始，清轻上为天，浊重下为地。物有始有壮有究，故三画而成乾，乾坤相并具生。物有阴阳，因而重之，故六画而成卦。""天地有春秋冬夏之节，故生四时。四时各有阴阳刚柔之分，故生八卦。八卦成列，天地之道立，雷风水火山泽之象定矣"（《易纬乾凿度·卷上》）。总之，元气分阴阳，阴阳之气的不断运动变化，既是《易经》成卦的依据，也是《易经》卦义的根本内容。

三、中医学的气一元论

（一）气是宇宙的本源

天地之气（阴阳之气）是一种至精至微的物质，是构成自然万物的原始材料，也是构成人体生命的基本物质。《黄帝内经》中有许多这样的论述，如"清阳为天，浊阴为地。地气上为云，天气下为雨，雨出地气，云出天气"（《素问·阴阳应象大论》），"天地合气，别为九野，分为四时，月有大小，日有短长，万物并至，不可胜量"（《素问·宝命全形论》），"六节分而万物化生矣"（《素问·至真要大论》），"人以天地之气生，四时之法成"，"人生于地，悬命于天，天地合气，命之曰人"（《素问·至真要大论》）。

（二）运动是气的根本属性

1. **升降出入**　升降出入是气运动的基本形式。如"气之升降，天地之更用也"；"升已而降，降者谓天；降已而升，升者谓地；天气下降，气流于地；地气上升，气腾于天，故高下相召，升降相因，而变作矣"（《素问·六微旨大论》）；"气始而生化，气散而有形，气布而蕃育，气终而象变"（《素问·五常政大论》）。

2. **形气转化**　《黄帝内经》在气化论的基础上，认为气存在和运动的基本形式不外乎气和形以及二者的相互转化，明确地提出了形气转化的思想，这在中国哲学史上产生了深远的影响。"物之生，从于化"，"是以升降出入，无器不有。故器者，生化之宇。器散则分之，生化息矣。故无不出入，无不升降"（《素问·六微旨大论》）。"气合而有形"（《素问·六节脏象论》）。"阳化气，阴成形"（《素问·阴阳应象大论》）。阳动而散，则化气；阴静而凝，则成形。阴阳二气的动静相互作用，是气化成形和形散为气的形成转化的基本过程和根本原因。

总之，《黄帝内经》的气一元论的主要内容为：气是物质实体，是构成天地万物的最基本元素，也是构成人体生命的物质基础。运动是气的根本属性，其运动形式为升降出入，其存在方式为形与气及相互转化，气本身的阴阳二气的对立统一是气运动的根本原因。人体是一个不断地发生着升降出入与形气转化的气化作用的整体。

第八章

易学思维与中医学

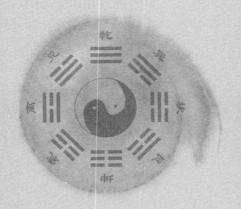

第一节　辩证思维

一、整体思维

（一）三才统一论

1. 易理　《易经》认为人生活在天地之中，自然规律与人事原则具有一致性，人当顺天而行。《易传》则明确地提出"与天地合其德，与日月合其明，与四时合其序"的天地人三才一体的天人合一观点。

2. 中医　《黄帝内经》在《周易》天地人三才论的基础上，提出了"人与天地相参"（《素问·咳论》），"人与天地相应"（《灵枢·邪客》）的天人合一观。

人的生命运动与自然界的运动和条件的变化相统一，并且人与自然有着相同的规律。"春生、夏长、秋收、冬藏，是气之常也，人亦应之"（《灵枢·顺气分为四时》），"天地之间，六合之内，不离于五，人亦应之，非徒一阴一阳而已也"（《灵枢·通天》）。人体与自然界不仅共同受阴阳五行原则的制约，而且具体的运动规律也有相通应的关系，如四时五脏阴阳理论等。因此，其强调"圣人之为道者，上合于天，下合于地，中合于人事"（《灵枢·逆顺肥瘦》），"善言天者，必有验于人"（《素问·举痛论》），把自然界的运动规律和人体生命活动规律统一起来，并以此作为认识人体生命运动的一条重要方法论原则。所谓"人之常数"，亦即"天之常数"（《素问·血气形志》）。

（二）整体结构观

1. 易理　《周易》不仅从总体上认为天地人一体，而且分析具体事物的结构时也坚持整体观念。其对卦象的建立和理解，就体现出鲜明的整体结构观点。

八卦和六十四卦都是由阴爻（－－）和阳爻（—）两个基本要素构成的。

八卦是一个整体结构，可认为是卦的母系统。六十四卦是由八卦衍生的子系统，而六十四卦中的每一卦本身也是由六爻组成的整体结构，可以认为它们是六十四卦的子系统。

《周易》从整体结构和各组成部分之间的关系，来分析八卦和六十四卦的象、辞、义。

2. **中医** 中医学的五行学说是一种朴素的普通系统论。中医学应用五行学说，以朴素的系统整体观点来认识人体结构以及人体与外界环境的结构关系，在人体建立起以五脏为中心的人体五行结构系统。人体五行结构系统又从属于以五时五方为中心的天地五行结构系统，从而逐渐形成了人体与外界环境的五行结构系统。这一天人合一的联系体系，构成了中医学理论的重要组成部分，形成了中医学的多元性的整体思维方式。

二、对立思维

（一）对立概念

1.**《易传》的对立概念** 在《易经》中，"—"（阳爻）和"--"（阴爻）转换为奇数与偶数的对立，已具有明确的阴阳对立的内涵。"一阴一阳之谓道"把阴阳对立性质视作天地万物的普遍原则。对立概念是对立思维的一种标志，它是将对立思维以概念的形式反映出来。《易传》一书的对立概念包括阴阳、刚柔、盈虚、往来、寒暑、内外、消长、贵贱、上下、尊卑、进退、天地、乾坤、动静、男女、夫妇、君民、君子小人、吉凶、昼夜、水火、始终、死生、安危、治乱、存亡、得丧、奇偶、离合、易险、屈伸、损益、常度、恒革、盈谦、泰否、剥复、既济未济等。

2. **中医学的对立概念** 《黄帝内经》把《周易》的阴阳对立概念广泛地应用于医学领域，形成了中医学的阴阳学说。阴阳对立概念在中医学中得到了充分的应用。在《黄帝内经》中，阴阳对立概念包括阴阳、天地、男女、天人、上下、左右、顺逆、坚脆、清浊、动静、本末、徐疾、标本、厚薄、来去、前后、水火、燥湿、温凉、寒热、生死、盛衰、缓急、虚实、升降、出入、大小、多少、彼此、补泻、成败、正邪、始终、喜怒、功利、表里、深浅、粗细、迎随、吉凶、偏正、奇恒等。对立概念是辩证思维的语言或物质基石。

（二）对立转化思维

《易传》的辩证思维不仅以阴阳观念和概念为基础，形成了对立思维的方式，而且也强调在对立思维形式中对立面的相互依赖和相互转化，如"动静有常""刚柔相推""八卦相荡""小往大来""无往不复""日中则仄""月盈则食"等，把辩证思维提高到一个更高的水平。中医学的阴阳学说则更加系统完整地应用和发展了《易传》的对立转化思维。

三、中道思维

（一）中道思维的概念

在《易传》中，中道，又称中正、中行、正中等。"中"是儒家哲学的基本观念，又称中庸。中道或中庸作为辩证思维方式，不是分中（一）为两，而是合两为中（一），折衷狂狷，无过无不及为中。"不偏之谓中，不易之谓庸"，这种中庸思维，不但为历代学者所接受，而且渗透到一般人的观念心理之中，故中庸被誉为"至德"。中道或中庸，用现代语言可以表述为平衡。中庸思维的基本特征，就是注重万物的均衡性和适度性。

（二）《易传》的中道思维

《易传》崇尚中道，认为中正则吉，否则不者，如"利见大人，尚中正也"（《易传·上经·讼》），"黄离元吉，得中道也"（《易传·上经·离》），"九五之吉，位正中也"（《易传·下经·巽》）。《易传》把儒家中无德的哲学范围发展为解释《易经》的易学范围，使中道的观念加深入人的思维方式之中。

（三）中医学的平衡思维

中医学将《易传》的中道思维应用于医学之中，使之成为一种科学的思维形态，谓："阴阳匀平，以充其形，九候若一，命曰平人。"若阴阳失衡，阴胜则阳病，阳胜则阴病。调整阴阳失衡的方法在于"谨察阴阳之所在，以平为期"，即阳病治阴，阴病治阳，虚则补之，实则泻之。

第二节　意象思维

一、《周易》的意象思维

《易传》认为意识思维即形象思维，是可以把握客观世界的真理。"书不尽言，言不尽意……圣人立象以尽意，设卦以尽情伪，系辞焉以尽其言，变而通之以尽利，鼓之舞之以尽神"（《易传·系辞上传》）。此番论述就充分肯定了形象思维在认知过程中的重要作用，强调必须把形象思维与抽象结合起来，才能较好地完成传情达意、认知外物的工作。

二、中医学的意象思维

形象思维在中医学中发挥了突出的作用。中医学的藏象学说就是通过活动机体的外部表征（象），采取由表知里的方法，推导出人体内部组织的运动规律，以"象"定"脏"，从而确定了象与脏之间的关系。中医学的形象思维，既表现出方法的直观性，其推导过程又属于朴素的系统方法的范畴。意识思维既遵循认识的一般规律，即通过实践由感性认识发展到理性认识，达到对事物本质的认识，又有其特殊规律，即须通过特殊个体去显现它的一般意蕴。因此，意象思维不能脱离具体的形象，不能抛弃事物的现象形态，意识思维与逻辑思维是相辅相成的。中医学的辨证论治便是这种思维方法的典型表现。

第九章

易学象数学与中医学

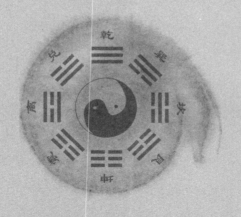

第一节　易学象数学

一、象数的概念

（一）象的概念

1. **象的本义**　象本为大兽之名，古人借用来作为一个重要理论思维的范畴。古籍中象的含义有二：一指天象；一指象征。象是现代汉语中所谓现象、气象、表象、象征等词的词源。

2. **《易传》象范畴的含义**　象是《易传》的一个重要范围，其含义有二。

（1）象指天象：关于象与天象的关系《易传》中可见到多处的描述，如"在天成象，在地成形""成象之谓乾，效法之谓神""见乃谓之象，形乃谓之器""法象莫大乎天地，变通莫大乎四时，悬象著明莫大乎日月""天垂象，见吉凶""古者包牺氏之王天下也，仰则观象于天，俯则观法于地"（《易传·系辞下传》）。由此可见，其一，象与形相对，象属于天，形属于地；其二，象与器相对，器具有固定形体，象则有别于固定形体；其三，象与法相对，象属于天，法属于地，法与形有关，可以认为法是比较固定的模式。

综上所述，象与器都是可以感知的，但象仅是视觉的对象，而形则是视觉和触觉的对象。象是可见的客观事物，所谓"悬象著明"。现代汉语中所谓"对象"，也来源于象。

（2）象指象征："圣人设卦观象……是故吉凶者，得失之象也；悔吝者，忧虞之象也；变化者，进退之象也；刚柔者，昼夜之象也""圣人有以见天下之颐，而拟诸其形容，象其物宜，是故谓之象"。"圣人立象以尽意"。（《易传·系辞上传》）"八卦成列，象在其中"。"象也者，像此者也；爻象动乎内，吉凶见乎外"。"是故易者，象也；象也者，像也"。"八卦以象告"。（《易传·系辞下传》）由此可见，象具象征之意，即用一种事物或卦画符号来表示某种思想或意义。

值得指出的是，汉宋易学所谓象数之学的象，其意义基本与《易传》相同。但宋代以后的哲学著作中，所谓象基本上是现代所谓现象的意义。

（二）数的概念

1. **数的本义**　数是关于事物量的规定性的一种抽象。

2. **易学中数的含义**　数是指《周易》六十四卦、三百八十四爻的阴阳奇偶之数。"参伍以变，错综其数，通其变，遂成天下之文；极其数，遂定天下之象"（《易传·系辞上传》）。

此外，数又有术数之意，如五之行数、河洛之数、先后天之数、皇极数等。

（三）象数的概念

易学象数是《周易》六十四卦、三百八十四爻的卦象、爻象及阴阳奇偶之效的合称。以象数解《易》是易学史上的一个重要的治《易》方法。

二、象数学的概念

（一）象数学

象数学是中国古代把物象符号化、数量化，用以推测事物关系与变化的一种学说。《周易》的象数是摹写天地人系统和揭示其本质特点及其变化规律的符号模型，是中国易学研究的一分支。简言之，在易学中，以象数解释《周易》的学说，称为象数学。象数学与以义理阐《易》的义理学并为易学史上的两大学说。

（二）象数学的源流

1.**《易传》**　《易传》在《说卦传》中集中论述了诸卦所代表的物类，如八卦象天、地、雷、风、水、火、山、泽等，为象数学的发展奠定了基础。

2. **西汉初**　周王孙、丁宽、杨何大体沿袭先秦卦变、互体等旧例以讲象数，尤属太卜（又名大卜）之遗法。"太卜掌三《易》之法，一曰《连山》，二曰《归藏》，三曰《周易》"。

3. **汉中叶后**　以焦赣、京房为代表的象数学派，倡卦气、世应、飞伏等说，使象数之学成为占候阴阳灾变之术。

（1）卦气：孟喜首言卦气，以易卦配四时气候，用于推算历纪，占验吉凶。

（2）纳甲：以八卦与天干、五行、五方相配合，推测晦（旧历月终，即三十）朔（初一）弦（初七、初八为上弦，廿二、廿三为下弦）望（十五，亦曰十六、十七）之象，推究阴阳消息之义，而占验灾异。

（3）世应：在京房易学中，世应是指世爻和应爻，在八宫中每一卦都规定世爻和应爻，其中，变化的那一爻称为世爻，与世爻相隔两位而相应的爻为应爻。推寻世爻、应爻以占筮吉凶。

（4）飞伏：在京房易学中，飞指八宫卦中某宫卦、世卦、游魂及归魂卦已显现的世爻的卦象；伏指世爻所变成的，或与之相对的隐伏不显的卦象。凡飞、伏立象必阴阳相对，飞阳则伏阴，飞阴则伏阳，即以卦见者为飞，不见者为伏，飞为未来，伏为既往，以占验人事。

4. 宋代易学　以陈抟、邵雍为代表的易学家又掺入道家思想，创立先后天图、河图、洛书等易图学，形成了自成体系的先天象数学，以探索天地万物的奥秘。

第二节　易学象论与中医学

一、观物取象

（一）易理

"立象尽意"，强调从功能动态之象以考察事物，从而找出事物变化的规律。

（二）中医

"以象定脏"，以由表知里、由外而内的方法建立藏象学说，从有生命的机体功能状态来探讨生命运动规律。

二、据象归类

《易传》以八经卦为基础，将八卦分别代表天、地、水、火、雷、风、山、泽八种自然物，从整体上划分世界。其归类（分类）原则如下。

1. 相应则同类　"方以类聚，物以群分"是《易传》关于"类"的一句名言，后来演变成中国的成语"物以类聚，人以群分"。事物的划分是由其类属性的异同所决定的。《易传》认为"同类相应"，"同声相应，同气相求"，"本乎天者亲上，本乎地者亲下，则各从其类也"。

2. **功能和认知方式相同或相近则同类** 如天、君、首、父等（功能）；水、陷、润、下、万物归藏、隐伏、正冬等（认知方式）。

3. **动态属性相同则同类** 如天、健、刚、马等。

4. **静态属性或纯粹形式相同则同类** 如震、玄黄、苍筤竹、萑苇、正春等归为一类。

《易传》对事物的八卦分类，虽与五行归类有相近之处，但其标准不够统一，其划分远不及五行规范。"乾，健也。坤，顺也。震，动也。巽，入也。坎，陷也。离，丽也。艮，止也。兑，说也"（《易传·说卦传》）。这在八卦分类中具有纲领性作用，是八种功能属性，即八种动态之象，它为《易传》据象归类的重要依据。易学家在《易传》八卦分类的基础上，与五行学说相结合，形成了五行模式分类（见表9-1，表9-2，表9-3）。

表 9-1　万物八卦分类表

卦名卦象	自然物	基本属性	时令	方位	生化	人体	人伦	动物
震 ☳	雷	动、起	正春	东	万物出乎震	足	长男	龙
巽 ☴	风	入、散	春末、夏初	东南	万物絜齐	股	长女	鸡
离 ☲	火	丽、烜	正夏	南	万物皆相见	目	中女	雉
坤 ☷	地	顺、柔藏	夏末、秋初	西南	万物致养	腹	母	牛
兑 ☱	泽	说	正秋	西	万物所说	口	少女	羊
乾 ☰	天	健、刚、君	秋末、冬初	西北	阴阳相薄	首	父	马
坎 ☵	水	陷、润	正冬	北	万物所归	耳	中男	豕
艮 ☶	山	止	冬末、春初	东北	万物终始	手	少男	狗

表 9-2　五行大系简表

	木	火	土	金	水
时	春	夏	季夏	秋	冬
方	东	南	中	西	北
数	三、八	二、七	五、十	四、九	一、六

中医学与周易

102

	木	火	土	金	水
神	勾芒	祝融	后土	蓐收	玄冥
帝	太昊	炎帝	黄帝	少昊	颛顼
天干	甲乙	丙丁	戊己	庚辛	壬癸
地支	寅卯	巳午	辰未戌丑	申酉	亥子
八卦	震巽	离	坤艮	乾兑	坎
经	《乐》	《礼》	《诗》	《书》	《易》
德	仁	礼	信	义	智
灵	龙	凤	麟	虎	龟
虫	鳞	羽	倮	毛	介
音	角	徵	宫	商	羽
声	喉	齿	牙	舌	唇
脏	肝	心	脾	肺	肾
味	酸	苦	甘	辛	咸
臭	膻	焦	香	腥	朽
祀	户	灶	中溜	门	行
明堂	青阳	明堂	太庙	总章	玄堂
色	青	赤	黄	白	黑
谷	麦	菽	稷	麻	黍
牲	羊	鸡	牛	犬	猪
火	榆柳	枣杏	桑杏	柞樽	槐檀
兵	矛	戟	剑	戈	盾
气	风	阳	雨	阴	寒
纪	星	日	岁	辰	月
官	司农	司马	司营	司徒	司寇
律	太簇	中吕	黄钟	夷则	应钟
刑	刭	大辟	剐	墨	宫
戒	不杀	不邪	不妄	不盗	不淫

表 9-3　中医五行系统表

自然界							五行	人体						
五音	五味	五色	五化	五气	五方	五季		五脏	五腑	五官	五体	五志	五液	五脉
角	酸	青	生	风	东	春	水	肝	胆	目	筋	怒	泪	弦
徵	苦	赤	长	暑	南	夏	火	心	小肠	舌	脉	喜	汗	洪
宫	甘	黄	化	湿	中	长夏	土	脾	胃	口	肉	思	涎	缓
商	辛	白	收	燥	西	秋	金	肺	大肠	鼻	皮毛	悲	涕	浮
羽	咸	黑	藏	寒	北	冬	水	肾	膀胱	耳	骨	恐	唾	沉

三、模型方法

（一）模型方法的概念

模型方法是运用模型来探索或表征客体原型的形态、结构、特征和本质的各种研究方法和描述方法的统称。模型一般分为物质模型和思想模型两大类。因此，模型方法也相应地分为物质模型方法和思想模型方法两大类。物质模型方法所运用的物质模型是指与所替代的客体原型具有相似性或相象性的物质客体。思想模型是物质模型在思维中的延伸，它既是对物质客体的观念性描述，又是研究物质客体的思维工具和理论手段。因此，思想模型具有本体论意义和认识功能。思想模型包括概念模型、形象化模型（又称具象模型）、符号模型、数学模型等。

（二）易理模型

《易传》将六十四卦视为认识宇宙的普遍模型。这一模型具有"范围天地""曲成万物"的作用和"万方一致""天下同归"的威力。《周易》的确为人们提供了一种思维模型，即思想模型。《易传》的思想模型包括了概念模型（如阴阳、太极等）、具象模型（如卦爻象）、符号模型（阴爻、阳爻的六爻模型）、数学模型（天地自然数、五行生成数）等。

（三）中医模型

中医学广泛地使用了模型方法，如下。

1. 太极 – 阴阳 – 五行模型　气 – 阴阳 – 五行思维模型。

2. 五行结构模型　天人合一整体观的概念模型、藏象学说等四时五脏阴阳等。

3. 六爻模型 三阴三阳六经六气理论、经络学说、气血流注学说、六淫学说等。

四、圜道

（一）圜道的概念

圜（yuán）指天，"乾为天，为圜"（《易传·说卦传》），圜同"圆"。圜道是宇宙自然运行之常道。古人认为天圆地方，因此"圆方"代表天地。

在《易传》中，以乾为天，为圆；以坤为地，为方，"坤，至柔而动也刚，至静而德方"（《易传·上经·坤》）。方和圆相互融通，构成了《易传》的方圆论，"是故蓍之德圆而神，卦之德方以知"（《易传·系辞上传》）。韩康伯注曰："圆者，运而不穷；方者，止而有分。言蓍以圆象神，卦以方象智也。唯变所适，无数不周，故曰圆。卦列爻分，各有其体，故曰方也。"

在易学中，圆是指蓍占的旋转运动，是无穷无限而玄妙神奇的，具有预测未来的作用，所谓"神以知来"。方是指卦的安定静止，是有常的、有限的，为智慧的结晶，具有记述以往的作用，所谓"知以藏往"。

就哲学意义言，圆，无始无终，没有开头，没有结尾，无穷无尽，流动不息，万古不灭。圆是有限和无限的结合，既有确定的明朗性，又有不确定的模糊性，是确定与不确定的统一。太极便是圆的象征。

（二）《易传》的圜道观

《易传》谓"变动不居，周流六虚"，"无往不复，天地际也"（《易传·上经·泰》），肯定了循环往复的普遍性。在六十四卦中，阴阳爻是可以循环转化的。六十四卦的排列次序体现了"非覆即变"的原则。阴阳变化，刚柔相推，动静互涵，卦爻易位，都是通过曲圆的轨道运行的。周而复始的循环运动是天地万物的根本法则。

（三）中医学的循环论

1. 人体气机升降学说 中医学人体气机学说是《易传》圜道观的具体体现。人体气机升降的规律是：在上者宜下，在下者宜升，在中者能升能降。在五脏中，脾胃居中，为升降之枢纽，心肾分居上下，肝肺各居左右，形成了升已而降，降已而升，左升右降的圆周运动。

2. **十二经气血循行**　十二经脉循行规律是始于手太阴肺经，终于足厥阴肝经，复注于手太阴肺经，阴阳相贯，如环无端。

3. **十二经气血流注**　十二经脉气血的流注次序为：十二经脉分布在人体内外，其经脉中的气血运行是循环贯注的，即从手太阴肺经开始，依次传至足厥阴肝经，再传至手太阴肺经，首尾相贯，如环无端。其流注次序见图9-1。

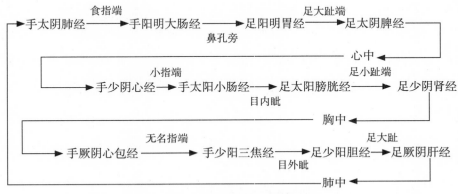

图9-1　十二经气血流注图

4. **营卫循行**

（1）卫气循行：卫气的循行也是有规律的。在正常情况下，卫气昼行于六腑体表的经脉之外，循行二十五周，夜沿五脏循行二十五周，一昼夜循行五十周。每天从黎明开始，当眼睛睁开的时候，卫气从目内眦上行头部，循手足太阳、手足少阳和手足阳明经，上下运行；再由足部交于阴分，通过足少阴肾经，重复上出于目，是为一周。每一白天，卫气环行阳分二十五周次。从入夜到黎明，卫气则从肾经开始，依次由肾、心、肺、肝、脾各经运行后，又返回于肾。一夜之中，卫气往复环转行于阴分亦二十五周次，昼夜合为五十周次，见图9-2。

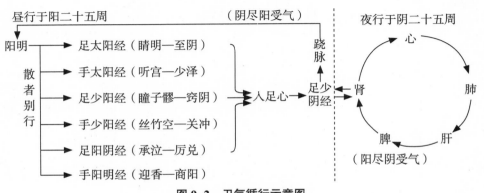

图9-2　卫气循行示意图

（2）营气循行：营气出于中焦，经肺进入经脉后，沿十四经脉依次循行，周流于全身。

营气的循行是有规律的，在正常情况下，营气每昼夜沿十四经循行五十周，其每周循行的途径为营气出于中焦（脾胃），按照十二经脉的流注次序，始注于手太阴肺经，终于足厥阴肝经，复注于手太阴肺经，构成了营气在十二经脉循行流注于全身的通路，此为营气的十二经循行。

营气在十二经循行周流时，还有另一分支从肝别出，至额，循颠，行于任督二脉，再进入缺盆，而后下注于肺中，复出于手太阴肺经，构成了营气的任督循行路径。营气的十二经循行和任督循行形成了营气的十四经流注次序，如此自上而下，又自下而上，出阴入阳，又出阳入阴，相互逆顺，如环无端，见图 9-3。

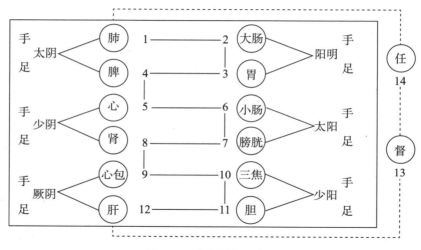

图 9-3　营气循行示意图

第三节　易学数论与中医学

一、易学的数学观

（一）《易传》的数学

1. 大衍之数　在《易传》中，占筮时用于推衍揲卦的基本数字为 50，以蓍草 50 根代之，称为大衍之数。占筮只用 49 根，"大衍之数五十，其用四十有九。

分而为二以象两，挂一以象三，揲之以四以象四时，归奇于扐以象闰；五岁再闰，故再扐而后卦……是故四营而成《易》，十有八变而成卦"（《易传·系辞上传》）。这是筮法的操作过程或称运算过程。即：

一变：取蓍草50根，去其一以象征太极（50-1的"1"），把剩余的49根随机分成两堆以象征天地"两仪"，然后在其中一堆中取出1根不参与计算称"挂一"，与原来两部一同象征天地人"三才"，将此时两堆蓍草按4根一组来分组，称之为"揲四"，以象春夏秋冬四时，将所余的蓍草夹在左手中指与无名指中间，称为"归奇于扐（奇，剩余之谓；扐，夹在手指间）"以象征闰年。于是两堆归奇的蓍草数非4即8，加上"挂一"的那根，共去掉5或9根，即"初一揲不五则九，是一变也"。

二变：用一变余下的44根或40根蓍草，重复上述过程，即"第二揲，不四则八，是而二变也"。

三变：用二变剩下的蓍草，重复上述过程，即"第三揲，亦不四即八，是三变也"。

最后剩余的蓍草数36、32、28、24分别以4除之，其商数称为筮数，为9（老阳）、8（少阴）、7（少阳）、6（老阴）四象之一，以此便可求数定爻。若得9或7，则叫阳爻，用"—"示之；若得8或6叫阴爻，用"--"示之。这样由三变确定了一个爻，取3爻则 2^3=8个经卦，取6个爻则 2^6=64卦，从而据卦而预测未来。

从数学而言，占筮过程的特点有二：一是计算程序确定；二是计算结果确定，必为6、7、8、9四个数之一。占筮总是不断地机械地重复这种运算过程。

2. 天地之数　1、3、5、7、9为天数，2、4、6、8、10为地数。天数五个，其和25；地数五个，其和30。天地之数共55，成就一个乾卦要用蓍草216根次，成就一个坤卦要用蓍草144根次，合计360，约等于一年的天数。64卦共用蓍草11520根次，大约相当于万物的总数。

（二）《易传》的数学观

1. 朴素的科学自然观　《易传》的数学观念在于其表现出"万物皆数"的天人合一的自然观。它阐述了太极－两仪－四象－八卦的宇宙观，为易学象数学的发展奠定了基础，属于术数学范畴，为中国古代自然科学提供了朴素科学的自然观和直观整体的思维方式。

2. 中国传统数学的运算技艺　　中国古代数学家把易数作为数学的本源，把数学的最大作用看作是"通神明"，兼之中国传统重道轻技的价值观念，使中国古代数学的发展步履维艰。而《易传》筮法的机械运算方法，又使中国古代数学以筹算运演技艺见长。

二、易数在中医学的运用

（一）阴阳奇偶之数

　　太极为天地未分的统一体，"一"在中国哲学中是指天地未分的统一体，故"太极"与"一"同义。太极就是气，太极动而生阳，静而生阴，是一分为二，而为阴气和阳气。气是阴阳的对立统一体。中医学在易学气论和阴阳学说的基础上，构建了中医学的气一元论和阴阳学说。

（二）五行生成数

　　五行生成数，既象征着阴阳的次序，又包含着气数的盛衰。换言之，五行生成数蕴含着阴阳消息的哲理。因此，中医学五行学说中的五行，并不是五种孤立的物质，而是蕴含着阴阳消息的客观规律，故曰："五行即阴阳之质，阴阳即五行之气，气非质不立，质非气不行。行也者，所以行阴阳之气也。"（《类经图翼·五行统论》）

　　《易传》将天地之数与五行相结合，构成了说明世界统一性的朴素系统论模式。中医学借助五行归类来论证人体以及人体与环境统一性的整体观理论。如《素问·金匮真言论》用五行的成数，说明五脏的内在结构与外界环境的关系。

　　东方青色，入通于肝，其类草木，其数八。

　　南方赤色，入通于心，其类火，其数七。

　　中央黄色，入通于脾，其类土，其数五。

　　西方白色，入通于肺，其类金，其数九。

　　北方黑色，入通于肾，其类水，其数六。

（三）天地至数

　　1. 天地至数的含义　　至，极之意，至数谓至极之数。在易数中，一为万数之始，九为奇数（阳数）之极。超过九，只是零的增加。易数学认为，天地虽大，万物虽多，数为万物之本，而数无不始于一而终于九，至九回复，所谓

"九九归一"。在《周易》中，九的含义有三：一指阳爻的通称；二指天数之一；三指筮法三变皆奇所得老阳之数。

2. 中医对"九"的应用 《黄帝内经》谓"天地之至数，始于一，终于九焉"（《素问·三部九候论》），并用"九"作为理论推导的根据之一，如下。

（1）太一巡九宫："太一日游，以冬至之日，居叶蛰之宫，数所在，日从一处至九日复返于一，常如是无已，终而复始。"（《灵枢·九宫八风》）

"太一"指北极。太一所游之日，从冬至坎宫（叶蛰宫），按图数所在之日，从一处至九，即冬至为一，立秋为二，春分为三，立夏为四，中央为五，立冬为六，秋分为七，立春为八，夏至为九。复返于冬至之一，轮之无已，终而复始。

（2）六六之节，九九制会："夫六六之节，九九制会者，所以正天之度、气之数也。天度者，所以制日月之行也；气数者，所以化生之用也。"（《素问·六节藏象论》）

六六之节：节，度数。古人以甲子纪天度，六十日甲子一周而为一节，六节为六个甲子，即六个六十天，合为一岁，故称"天以六六之节，以成一岁"（《素问·六节藏象论》）。

九九制会：九九指九野、九州、九窍，九脏（五神脏——五脏，四形脏——胃、大小肠、膀胱）等。制是准度，会是配合，此谓人与地以九州、九脏为准度，以配合天之六六之节。天气与地气相通，故有五运三气之说［又名五运三纪之说，天地人各有三气（平气、不及、太过）］，三三合为九，以九脏配九野，以与天之六六之数相应，故称九九制会。

（3）三部九候："天地之至数，始于一而终于九焉。一者天，二者地，三者人，三三者九，以应九野，故人有三部，部有三候，以决死生，以处百病，以调虚实而除邪疾。"（《素问·三部九候论》）

（4）九针之数："九针者，天地之大数也，始于一而终于九。故曰：一以法天，二以法地，三以法人，四以法时，五以法音，六以法律，七以法星，八以法风，九以法野。"（《灵枢·九针论》）

"九针"之数是仿天地自然之数而成的，始于一而终于九，故每一针都结合了自然规律。有了九针便有九刺之法。

九针应天地之数为：其一法天。其二法地。其三法人。其四法四时（春夏秋冬）。其五法五音，即宫、商、角、徵、羽。其六法六律。六律为古代的六个音律，其一指黄钟、太蔟、姑洗、蕤宾、夷则、无射为六阳律，大吕、夹钟、中吕、林钟、南吕、应钟为六阴律；其二为六阳律的专称，把六阴律称为六吕。因六阳律和六阴律阴阳相生，左右旋转，而发出多种声音，周而复始，循环无端，故中医学以六律来比拟十二经脉循环的统一性，所谓"六律建阴阳诸经"（《灵枢·经别》）。中医学又用六阳律来类比六腑，"天有六律，人有六府"（《灵枢·邪客》）。其七法七星。七星又称北斗、北斗七星，七星分别为天枢、天璇、天玑、天权、玉衡、开阳、摇光七颗星。1～4 星称斗魁（又名璇玑），5～7星称斗构，即斗柄。其八法八风，即四正四隅八方之风。其九为九野，指九州之地。

（四）五运六气

运气学说将五运（五行）、六气（三阴三阳）、干支纪年三个相对独立的系统综合起来，通过中运、主运、客运、主气、客气等多种运气要素的整体关系，说明每一年的气候特点及其对物候、疾病、治病的影响，从而形成一个气象医学体系。

中医学的运气学说与《易传》天地人三才统一的思想是一致的。中医学的运气学说与汉代易学孟京之卦气说相比，既有共同之处，又有很大差别。其共同之处是：均用两种以上的具有普遍意义的象数结构模型，以综合说明四时节气的变化。其区别在于，卦气说旨在说明四时节气的一般变化，而运气学说则着重揭示不同年度之间节气和气候变化的差异。

第十章

易图学与中医学

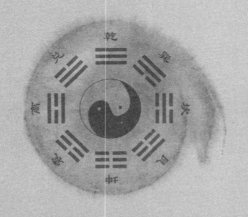

第一节　太极图与中医学

一、太极图与中医学的气、阴阳、五行学说

（一）太极阴阳鱼图与中医学的气、阴阳学说

太极阴阳鱼图把太极、阴阳统一于一图之中，阴阳由小而大，不仅表示阴阳二气的消长盛衰，也可以表示太极、两仪、四象、八卦，以至推衍万物，为中医学的气一元论和阴阳学说提供了哲学依据。

（二）周氏太极图与中医学的气－阴阳－五行学说

周氏太极图是太极化生图，是宇宙发生论的模式，反映了宇宙化生的过程。太极动而生阳，静而生阴，阴变阳合，而化生五行，由五行而化生天地万物。它是气－阴阳－五行的科学思维模式，将气一元论、阴阳学说和五行学说统一于一个系统的逻辑结构体系之中。中医学的气－阴阳－五行的逻辑结构体系与周氏太极图所构建的宇宙发生论模式密切相关。

二、太极图与中医藏象学说

太极阴阳之道贯穿了中医学生理、病理、诊断、治疗、药物、方剂等各方面，本节仅举命门学说和脏腑相合理论以说明。

（一）命门学说

明代赵献可认为"两肾之间为命门，为人身一太极。左边一肾属阴水，右边一肾属阳水，各旁开一寸五分，中间是命门所居之宫。其右旁即相火也，其左旁即天一之真水也。此一水一火，俱属无形之气"。"火为阳气之根，水为阴血之根……其根则源于先天太极之真"。（《医贯·阴阳论》）由此可见，太极图模式是命门学说立论的依据。

（二）脏腑相合理论

中医学藏象学说的脏腑相合理论，肺合大肠、心合小肠、肝合胆、脾合胃、肾合膀胱等"阴阳雌雄相表里"的关系，与太极图的阴阳环抱相类似。

第二节　河图、洛书与中医学

一、河图与中医学

（一）河图的五行方位模式

河图按从一至十的天地数排成"一六居下，二七居上，三八居左，四九居右，五十居中"的方位，构成了一个五行宇宙模式图，蕴涵着阴阳五行宇宙模式理论。郑玄谓："天一生水于北，地二生火于南，天三生木于东，地四生金于西，天五生土于中。阳无耦，阴无配，未得相成。地六成水于北，与天一并；天七成火于南，与地二并；地八成木于东，与天三并；天九成金于西，与地四并；地十成土于中，与天五并也。"郑玄为五行生成数加上方位。如是，汉代阴阳五行宇宙模式理论便成为易学中河图的定式。

（二）河图的五行方位模式与中医学的五行学说

中医学运用河图的五行模式来模拟人体的五脏、五窍、五体以及自然界的五气等，形成了中医学阐述人体结构以及人与自然统一性的五行结构系统。现据《黄帝内经》的《金匮真言论》《五常政大论》《五运行大论》等归纳如下，见表10-1。

"东方青色，入通于肝，开窍于目"，"其味酸，其类草木"，"其音角"，"其数八"，"其令风，其应春，其养筋"。

"南方赤色，入通于心，开窍于耳"，"其味苦，其类火"，"其音徵，其数七"，"其令热，其应夏，其养血，其主血"。

"中央黄色，入通于脾，开窍于口"，"其味甘，其类土"，"其音宫，其数五"，"其令湿，其应长夏，其养肉"。

"西方白色，入通于肺，开窍于鼻"，"其味辛，其类金"，"其音商，其数九"，"其令燥，其应秋，其养皮毛"。

"北方黑色，入通于肾，开窍于二阴"，"其味咸，其类水"，"其音羽，其数六"，"其令寒，其应冬，其养骨髓"。

表 10-1　河图与中医五行学说

五行生成数	五方	五色	五音	五气	五脏	五窍	五体
木——八	东	青	角	风	肝	目	筋
火——七	南	赤	徵	热	心	舌	血（脉）
土——五	中	黄	宫	湿	脾	口	肉
金——九	西	白	商	燥	肺	鼻	皮毛
水——六	北	黑	羽	寒	肾	二阴（耳）	骨髓

五行生克乘侮之说，与《周易》"损益盈虚，与时偕行"（《易传·下经·损》）之义相合。人体运动中的损益关系，在正常情况下表现为五行生克制化的对立统一关系；在异常情况下，则表现为五行的乘侮胜复关系。故曰，"造化之机，不可无生，亦不可无制。无生则发育无由，无制则亢而为害"（《类经图翼·五行统论》），"气有余则制己所胜而侮所不胜；其不及，则己所不胜，侮而乘之，己所胜轻而侮之"（《素问·五常政大论》）。

二、洛书与中医学

（一）洛书的九宫模式

九宫是《周易》象数学所指的离、艮、兑、乾、坤、坎、震、巽八卦之宫，加上中央宫，所代表的九个方位，故向有"九宫八风"之说。洛书以九宫数与八卦相配而表示方位、时令，代表五行、六气、八风等。九宫八风以斗纲建月为据，使斗纲建月与八卦、数字、星位相配合，把天际分为九宫以应九野，从而构成九宫八风。

斗纲建月：斗纲指北斗七星中的魁（斗魁）、衡（玉衡）、杓（斗杓）三星。斗建：古天文学称北斗星斗柄所指为建。一年之中，斗柄旋转而依次指向十二辰，称十二月建月。以北斗星的运转计算月令，斗柄所指之辰为斗建。以斗柄运转而定十二月，称为建月（图 10-1）。如正月指寅，二月指卯，三月指辰，四月指巳，五月指午，六月指未，七月指申，八月指酉，九月指戌，十月指亥，十一月指子，十二月指丑。正月指寅，谓建寅之月，以下类推。太一（北斗星）为最高之天神居中不动，北斗七星围绕太一按顺时针方向运转于外，以太一为标志，一年旋指十二辰以建二十四节气。从冬至开始，斗杓从正北坎位起为正月建寅，周而复始（图10-2）。

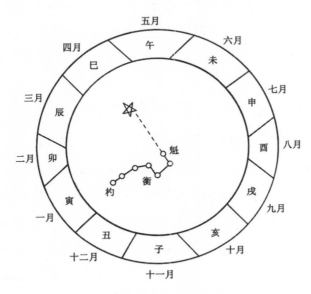

图10-1　斗纲建月图

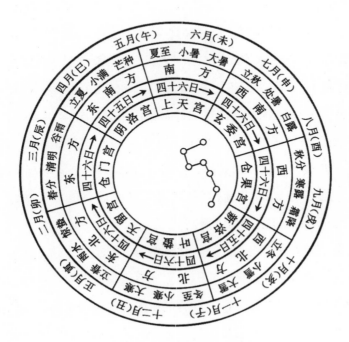

图10-2　斗杓旋指十二辰图

故张介宾说："盖太者，至尊之称，一者万数之始，为天元之主宰，故曰太一，即北极也。北极居中不动，而斗运于外，斗有七星，附者一星，自一至四为魁，自五至七为杓，斗杓旋指十二辰，以建时节，而北极统之。故曰北辰……斗杓所指之辰，谓之月建，即气令所王之方。如冬至节，月建在正北，故云太一居叶蛰之宫。叶蛰，坎宫也，以周岁日数，分属八宫，则每宫得四十六日，惟干巽、天门、地户两宫止四十五日，共纪三百六十六日，以尽一岁之数。"（《类经·运气》）

太一行九宫："太一取其数以行九宫"，"太一者，北辰之神名也。下行八卦之宫，每四乃还于中央。中央者，北辰之所居，故因谓之九宫。天数大分，以阳出，以阴入。阳起于子，阴起于午。是以太一下九宫，以坎宫始，自此而从于坤宫，又自此而从于震宫，又自此而从于巽宫。所行半矣，乃还于中央之宫，既又自此而从于乾宫，又自此而从于兑宫，又自此而从于艮宫，又自此而从于离宫。行则周矣，上游息于太一之宫，而返于紫宫。行起从坎宫始，终于离宫也。"（郑玄《易纬乾凿度》注引《后汉书·张衡传》）即：一年之中，太一依次移行中央和八方的九宫，每一方为一宫，每宫约四十六天弱，占三个节气。太一从一宫移向另一宫时，则时令发生变化。每一宫有一代表风，即所谓九宫八风。太一在每一年中，按九宫方位依次移行，经常从冬至这一天起，居于叶蛰宫（冬至、小寒、大寒），计四十六日；到第四十七日即立春之日就移居于天留宫（立春、雨水、惊蛰），计四十六日；期满四十六日后，于春分之日移居仓门宫（春分、清明、谷雨）；居四十六日后，于立夏之日移居阴洛宫（立夏、小满、芒种），居四十五日；届夏至则移居上天宫（夏至、小暑、大暑）；期满四十六日后，届立秋之日又移居于玄委宫（立秋、处暑、白露）；期满到秋分又移至仓果宫（秋分、寒露、霜降），共四十六日；期满至冬至之日又移居新洛宫（立冬、小雪、大雪）；期满四十五日后，又复回居叶蛰宫。

如是，洛数书的九宫数与八卦、斗建相结合，便组成了代表四方四隅，四立二分二至时空关系的九宫八风图，寓日月星辰、方位、时令于一体，成为汉代气象预测的一种方法。早在二千年前，我们的祖先便知道观察北斗星的指向以辨别时令，指导生产和生活，实在难能可贵。迄今，民间尚有观察北斗的习俗，所谓"斗柄指东，天下皆春；斗柄指南，天下皆夏；斗柄指西，天下皆秋；斗柄指北，天下皆冬"。如斗柄指寅，意味着"春回大地"，所以春联横批用"斗柄回寅"四字以示春天的来临。

（二）洛书与《黄帝内经》九宫八风说

《灵枢·九宫八风》与《阜阳双古堆西汉汝阴侯墓发掘简报》载"太乙九宫占盘"所示图完全一致。《灵枢·九宫八风》是中医学对洛书九宫数的运用与发展，旨在探讨八风对人体的影响。

《灵枢·九宫八风》谓："太一常以冬至之日，居叶蛰之宫四十六日，明日居天留四十六日，明日居仓门四十六日，明日居阴洛四十五日，明日居上天四十六日，明日居玄委四十六日，明日居仓果四十六日，明日居新洛四十五日，明日复居叶蛰之宫，曰冬至矣。太一日游，以冬至之日，居叶蛰之宫，数所在，日从一处至九日复返于一，常如是无已，终而复始。"

"太一移日，天必应之以风雨，以其日风雨则吉，岁美民安少病矣。先之则多雨，后之则多旱。太一在冬至之日有变，占在君；太一在春分之日有变，占在相；太一在中宫之日有变，占在吏；太一在秋分之日有变，占在将；太一在夏至之日有变，占在百姓。所谓有变者，太一居五宫之日，疾风折树木，扬沙石。各以其所主，占贵贱。因视风所从来而占之。风从其所居之乡来为实风（当令之风），主生长养万物；从其冲后（风向与时令相反）来为虚风，伤人者也，主杀，主害者。谨候虚风而避之，故圣人曰避虚邪之道，如避矢石然，邪弗能害，此之谓也。是故太一入徙，立于中宫，乃朝八风，以占吉凶也。风从南方来，名曰大弱风，其伤人也，内舍于心，外在于脉，其气主为热。风从西南方来，名曰谋风，其伤人也，内舍于脾，外在于肌，其气主为弱。风从西方来，名曰刚风，其伤人也，内舍于肺，外在于皮肤，其气主为燥。风从西北方来，名曰折风，其伤人也，内舍于小肠，外在于手太阳脉，脉绝则溢，脉闭则结不通，善暴死。风从北方来，名曰大刚风，其伤人也，内舍于肾，外在于骨与肩背之膂筋，其气主为寒也。风从东北方来，名曰凶风，其伤人也，内舍于大肠，外在两胁腋骨下及肢节。风从东方来，名曰婴儿风，其伤人也，内舍于肝，外在于筋纽，其气主为身湿。风从东南方来，名曰弱风，其伤人也，内舍于胃，外在肌肉，其气主体重。此八风皆从其虚之乡来，乃能病人。三虚（三虚指虚人、岁气不足虚年和虚风）相抟，则为暴病卒死。两实一虚，病则为淋露寒热，犯其雨湿之地则为痿。故圣人避风，如避矢石焉。其有三虚而偏中于邪风，则为击仆偏枯矣。"

（三）八方虚风与人体病变部位（表10-2）

表10-2　八风与人体病变

风名与来处				影响人体的部位		
五宫	五行	风向	风名	内	外	主气
离	火	南风	大弱风	心	脉	热
坤	土	西南风	谋风	脾	肌	弱
兑	金	西风	刚风	肺	皮肤	燥
乾	金	西北风	折风	小肠	手太阳脉	脉绝则溢闭则结不通暴死
坎	水	北风	大刚风	肾	骨与肩背之膂筋	寒
艮	土	东北风	凶风	大肠	两胁腋骨下及肢节	
震	木	东风	婴儿风	肝	筋纽	身湿
巽	木	东南风	弱风	胃	肌肉	体重

三、河图、洛书与四时五脏阴阳说

河图、洛书的五行方位与人体五脏相配，形成了中医学的藏象方位学，为人体四时五脏阴阳理论奠定了基础。

第三节　八卦与中医学

一、八卦与中医学的阴阳学说

八卦及六十四卦都蕴含着阴阳对立统一的理论，不论是单卦，还是八卦之间，以及六十四卦之中，都体现出阴阳对立、阴阳互根、阴阳互藏、阴阳消长和阴阳转化的规律。

二、八卦与中医三阴三阳说

（一）"三阳为父，三阴为母"说

《黄帝内经》谓"三阳为父""三阴为母"（《素问·阴阳类论》）。"乾，天也，故称乎父。坤，地也，故称乎母"（《易传·说卦传》）。

（二）六经气血多少说

《黄帝内经》据《周易》卦象提出三阴三阳的概念，即太阳、少阳、阳明、太阴、少阴、厥阴，并以三阴三阳分配十二经而说明三阴三阳经脉气血之多寡，以三阴三阳配月份而说明六气阴阳盛衰的气候变化及其对人体的影响，阐述了三阴三阳六经与脏腑经络的关系，如下。

1. 六经与杂病病候　见表10-3。

表10-3　六经与杂疾病候（据《素问·脉解》）

	太阳	少阳	阳明	太阴	少阴	厥阴
月令	正月（寅）	九月（戌）	五月（午）	十一月（子）	七月（申）	三月（辰）
气候	阴含盛而阳未得次	阳气尽而阴气盛	盛阳之阴	阴气下衰，阳气且出	秋气始至，微霜始下	阳中气阴
物候	阳气冻解地气而出	阴气藏物	阳气长物	万物气藏于中	阳气皆伤，方杀万物，阴阳内夺	万物俯而不仰
病候	腰肿椎痛	心绞痛	恶人与火，头痛鼻衄腹肿	胀，食则呕	腰痛面黑	癫疝，少腹肿

2. 六经与热病病候　据《素问·热论》："伤寒一日，巨阳受之，故头项痛，腰脊强；二日阳明受之，阳明主肉，其脉夹鼻络于目，故身热目疼而鼻干，不得卧也；三日少阳受之，少阳主胆，其脉循胁络于耳，故胸胁痛而耳聋，三阳经络皆受其病，而未入于脏者，故可汗而已；四日太阴受之，太阴脉布胃中络于嗌，故腹满而嗌干；五日少阴受之，少阴脉贯肾络于肺，系舌本，故口燥舌干而渴；六日厥阴受之，厥阴脉循阴器而络于肝，故烦满而囊缩。"《黄帝内经》将《易经》的三阴三阳应用于解释外感热病（伤寒）的传变规律及其相互关系，创立了六经分证，为《伤寒论》的六经辨证奠定了基础。

三、八卦与《黄帝内经》的"阴阳离合"说

后天八卦的方位说，见于《易传·说卦传》："帝出乎震，齐乎巽，相见乎离，致役乎坤，说言乎兑，战乎乾，劳乎坎，成言乎艮。万物出乎震，震东方也。齐乎巽，巽东南也。齐也者，言万物之絜齐也。离也者，明也，万物皆相见，南方之卦也。圣人南面而听天下，向明而治，盖取诸此也。坤也者，地也，万物皆致

养焉，故曰：致役乎坤。兑，正秋也，万物之所说也，故曰：说言乎兑。战乎乾，乾西北之卦也，言阴阳相薄也。坎者，水也，正北方之卦也，劳卦也，万物之所归也，故曰：劳乎坎。艮，东北之卦也，万物之所成终而所成始也，故曰：成言乎艮。"

后天八卦配八方为：震东，巽东南，离南，坤西南，兑西，乾西北，坎北，艮东北。《素问·阴阳离合论》据此模式来阐释四季代序、运气推移、经脉传注。其谓："圣人南面而立，前曰广明，后曰太冲。"相见乎离，即广明之谓，此与后天八卦离南坎北相符。又谓"阴阳冲冲，积传为一周，气里形表，而为相成也"，人身阴阳之气，冲冲往来，日夜行于人身一周，周而复始，犹如后天八卦每年环行天地一周。又谓"故生因春，长因夏，收因秋，藏因冬，失常则天地四塞。阴阳之变，其在人者，亦数之可数"，后天八卦环行一周，正合一年之春夏秋冬四季，而人身阴阳变化也有生、长、收、藏之别。

四、八卦与灵龟八法

灵龟八法又名奇经纳卦法，是运用九宫八卦理论，结合人体奇经八脉气血的会合，取其与奇经相通的八个穴位，按照月时干支推算，采用相加、相除的方法，做出按时取穴的一种刺法。灵龟八法是易理（八卦）在针灸学上的具体应用。

（一）九宫八卦与八穴的关系

九宫八卦与八穴的关系见表10-4。

表10-4　九宫八卦与八穴的关系表

八卦	乾☰	坎☵	艮☶	震☳	巽☴	离☲	坤☷	兑☱
九宫	六	一	八	三	四	九	二、五	七
八脉交会穴	公孙	冲脉	内关	外关	足临泣	列缺	照海	后溪

九宫歌：

戴九履一，左三右七，

二四为肩，六八为足，

五十居中，寄于坤局。

八法歌：

坎一联申脉，照海坤二五，

震三属外关，巽四临泣数，

乾六是公孙，兑七后溪府，

艮八系内关，离九列缺主。

八脉交会歌：

公孙冲脉胃心胸，内关阴维下总同，

临泣胆经连带脉，阳维目锐外关逢，

后溪督脉内眦颈，申脉阳跷络亦通，

列缺任脉行肺系，阴跷照海膈喉咙。

（二）灵龟八法逐日干支数

灵龟八法逐日干支数据五行生成数与干支顺序的阴阳而定，即：甲己辰戌丑未十，乙庚申酉九为期，丁壬寅卯八成数，戊癸巳午七相宜，丙辛亥子亦七数，逐日干支即得知。

（三）灵龟八法临时干支数

灵龟八法临时干支数据每日时辰的干支而定，即：甲己子午九宜用，乙庚丑未八无疑，丙辛寅申七作数，丁壬卯酉六顺知，戊癸辰戌各有五，己亥单加四共齐，阳日除九阴除六，不及零余穴下推。

灵龟八精的具体推算方法请参看有关针灸学专著，在此仅说明灵龟八法与八卦、九宫、阴阳五行的关系。

五、八卦与飞腾八法

飞腾八法是以八脉八穴为基础，按时开穴的一种针刺方法，也是易学八卦、易理在针灸学上的具体应用，但较之灵龟八法简便易用，见表10-5。

表10-5　飞腾八法表

八卦	乾	艮	坎	震	巽	坤	离	兑
干支	壬甲	丙	戊	庚	辛	乙癸	己	丁
八穴	公孙	内关	足临泣	外关	后溪	申脉	列缺	照海

飞腾八法歌：

壬甲公孙即是乾，丙居艮上内关然，

戊为临泣生坎水，庚属外关震相连，

辛上后溪装巽卦，乙癸申脉到坤传，

己土列缺南离上，丁居照海兑金全。

六、八卦与奇经八脉

李时珍以八卦阐释奇经八脉，谓"阳维主一身之表，阴维主一身之里，以乾坤言也；阳跷主一身左右之阳，阴跷主一身左右之阴，以东西言也；督主身后之阳，任冲主身前之阴，以南北言也；带脉横联诸脉，以六合言也。是故医而知乎八脉，则十二经、十五络之大旨得矣"（《奇经八脉考》）。

七、八卦与五轮八廓说

八廓是指中医眼科对外眼划分的八个部位（或方位）。一般多用八卦名称命名，故《银海精微》谓"大抵目为五脏之精华，一身之要系，故五脏分五轮，八卦名八廓"，见表10-6。

表10-6　八卦与八廓表

八卦	乾	坤	巽	震	兑	艮	离	坎
八廓	天廓 传导廓	地廓 水谷廓	风廓 养化廓	雷廓 清净廓	泽廓 关泉廓	山廓 会阴廓	火廓 抱阴廓	水廓 津液廓

八卦排列的方位，左眼与右眼不尽相同。左眼按后天八卦圆图排列：坎北、离南、震东、兑西、乾西北、巽东南、艮东北、坤西南。右眼八廓八卦的排列为：坎北离南与左眼同，其他六卦的方位与左眼相反。

八廓内应脏腑及其临床意义，历代医家说法不一，其应用也远不及五轮说普遍，在此旨在说明八卦与中医学理论的关系。

第十一章

历代医家对易学的应用

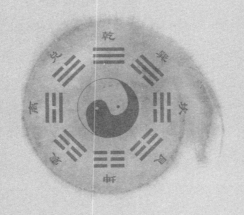

第一节　两汉医家对易学的应用

一、汉代易学的主要特征

汉易的主要特征是以卦气说解释《周易》原理，即以八卦和六十四卦配一年四时、十二月、三百六十五日，以解释一年气候的变化规律。汉易以孟喜和京房易学为代表。

（一）孟喜易学

孟喜易学，以阴阳二爻和奇偶之数代表阴阳二气；以卦象中阴阳二爻和奇偶之数的变化解释阴阳二气消长的过程，表现了象数学的特征；以六十四卦配四时、十二月、二十四节气和七十二候，即所谓卦气，以解释一年节气的变化，推断人事的吉凶。具体言之，以坎、震、离、兑四正卦各主管二十四节气中的六个节气。从冬至到惊蛰为坎卦用事，春分至芒种为震卦用事，夏至到白露为离卦用事，秋分到大雪为兑卦用事。一卦分六爻，每爻主管一个节气，如坎卦初六为冬至，九二为小寒，六三为大寒，六四为立春，九五为雨水，上六为惊蛰。其他震、离、兑三正卦依此类推，其初爻分别为春分、夏至和秋分。其余六十卦分配于十二个月之中，每月五卦。每卦主管六日七分，配以七十二候。自十一月冬至初候始，中孚卦用事，为一年节气变化的开始，到次年十一月大雪末候颐卦，为一年节气变化之终。此六十卦按辟（君）、公、侯、卿、大夫五爵位，分为五组，每组十二卦。其中十二辟卦（又称十二消息卦）为复、临、泰、大壮、夬、乾、姤、遁、否、观、剥、坤，代表十二月和一年节气中的中气（处于月中的节气），而其中阴阳二爻的变化，便表现了阴阳二气的消长过程。如从复卦至乾卦，阴爻自下而上逐渐增加，复卦象为一阳生，临为二阳生，泰为三阳生，大壮为四阳生，夬为五阳生，乾卦六爻皆阳，表示阳气极盛。此为阳长阴消的过程。从姤至坤，阴爻逐渐增加，又是阴长阳消的过程，象征一年十二月、二十四节气和七十二候阴阳的变化规律。

（二）京房易学

京房易学以阴阳二气解释易学中的阴阳范畴，明确地提出了阴阳二气说，发展了孟喜卦气说，并吸收了五行学说，开用五行范畴解易的先河，建立了一个以阴阳五行为间架的哲学体系，将八卦和六十四卦视作世界模式，使西汉以来的自然哲学更加系统化了。

1. **八宫卦次图** 将八经卦的重卦分为"八宫"，又称"八纯"。其按乾、震、坎、艮、坤、巽、离、兑的次序排列六十四卦的顺序，并以此表示卦爻象的变化及阴阳消长的过程。在八宫卦中，乾、震、坎、艮为阳卦，坤、巽、离、兑为阴卦。每宫一纯卦统率七变卦，如乾宫，乾为纯卦，统率姤、遁、否、观、剥、晋、大有七卦。纯卦又称上世卦，六爻皆不变。其所属各卦中，有一爻变者，即阳爻变阴爻，阴爻变阳爻，为一世卦，如乾宫中的姤卦，初画的阴爻为乾卦初九爻所变。有二爻变者称二世卦，如乾宫中的遁卦，初画、二画皆为阴爻，系乾卦之初九、九二爻所变。有三爻变者称三世卦，有四爻变者称四世卦，有五爻变者称五世卦。第六卦称游魂卦，系五世卦中的第四画，阴爻变阳爻，阳爻变阴爻，或恢复为本宫卦中的第四爻象。第七卦为归魂卦，即游魂卦的下卦变为相反的卦象，或恢复为本宫卦的下卦象。一世、二世称为地易，三世、四世称为人易，五世、八纯为天易，游魂、归魂为鬼易，见表11-1。

表 11-1　八宫卦次图

世、游、归	八宫卦							
八纯上世	乾	震	坎	艮	坤	巽	离	兑
一世	姤	豫	节	贲	复	小畜	旅	困
二世	遁	解	屯	大畜	临	家人	鼎	萃
三世	否	恒	既济	损	泰	益	未济	咸
四世	观	升	革	睽	大壮	无妄	蒙	蹇
五世	剥	井	丰	履	夬	噬嗑	涣	谦
游魂	晋	大过	明夷	中孚	需	颐	讼	小过
归魂	大有	随	师	渐	比	蛊	同人	归妹

2. 京房卦气说与孟喜卦气说的区别　京房卦气说进一步发展了孟喜卦气说，其不同点是：其一，将坎、震、离、兑四正卦也纳入一年的日数之中，以六十四卦三百八十四爻配一年的日数；其二，于四正卦之外，又增巽、艮两卦，主管二十四节气。而乾坤两卦则不纳入卦气之中，因此，乾坤两卦为父母卦，是阴阳二气的代表，为二十四节气的根本。

（三）《易纬乾凿度》的"九宫说"

《易纬》提出九宫说，其以阴阳之数的变化来说明一年节气的变化，论述阴阳二气运行与八卦的关系。其以七、九为阳数，六、八为阴数。阳主进，阴主退，由七而九为阳气之长，由八而六为阴气之消。九六之数为可变之爻，以代表阳爻和阴爻。阳九、阴六和阳七、阴八均合而为十五，即所谓"一阴一阳之谓道"。太一取阴阳之数从一至九的次序，即依坎一、坤二、震三、巽四之序行至中宫五而息，而再按乾六、兑七、艮八之序到离宫九而结束，所谓"太一取其数以行九宫"（《易纬乾凿度》）。此为汉京房卦气说的一种形式，以太一北极星神为四时阴阳之气变化的主宰，将卦气说神秘化了。

二、医家对易学的应用

东汉张仲景《伤寒论》在《黄帝内经》六经说的基础上，创立了六经辨证学说，以阐述外感热病的发展规律和临床诊疗方法，建立了辨证论治的体系，鲜明地体现了易学的哲理。

（一）六经与六爻

六经辨证理论体系的根本原为阴阳气化和三阴三阳学说。三阴三阳六经概念的提出，一是根据阴阳之气各有多少，二是基于六爻之象。

在六爻之中，初、三、五为阳位，二、四、上为阴位，而成三阴三阳。六个爻位表示一个事物的发展周期为六个阶段，以"七日"为"来复之期"（《周易本义·复卦》）。张仲景谓"太阳病，头痛至七日以上自愈者，以行其经尽故也。若欲作再经者，针足阳明，使经不传则愈"（《伤寒论》）。成无己注曰："伤寒自一日至六日，传三阳三阴经尽，至七日当愈……若七日不愈，则太阳之邪再传阳明，针足阳明为迎而夺之，使经不传则愈。"（《注解伤寒论》）张仲景在推测病愈的时间时谓"发于阳者七日愈，发于阴者六日愈，以阳为七阴数六故也"（《伤寒论》）。由此可见，张仲景关于六经辨证的构思，实际上把六爻卦象当作普遍性的模式加以运用。

（二）六经辨证与观物取象

六经辨证是遵循易学"观物取象""立象尽意"的意象思维方式，对外感热病中伤寒为患的病变现象加以分析和归类，从而确定病变观象与脏腑经络的关系，并阐明治疗的规律。六经提纲为"太阳之为病，脉浮，头项强痛而恶寒""阳明之为病，胃家实是也"；"少阳之为病，口苦，咽干，目眩也"；"太阴之为病，腹满而吐，食不下，自利益甚，时腹自痛"；"少阴之为病，脉微细，但欲寐也"；"厥阴之为病，消渴，气上撞心，心中疼热，饥而不欲食，食则吐蛔，下之利不止"。这是六类典型的带有规律性的核心病象，在六经提纲之下，又分成若干小类，使认识更加深入。总之，张仲景以病象为依据，运用意象思维方式，成功地创立了六经辨证，不仅为中医学辨证论治体系的建立奠定了基础，而且也证明了易学意象思维的可行性和科学性。

第二节　晋隋唐医家对易学的应用

一、魏晋易学的主要特征

（一）魏晋易学与玄学

1. **玄学**　玄学是魏晋时期以老庄学说为核心而发展起来的一种哲学思潮，其特点是用老庄思想，糅合儒家经义，以代替衰微的两汉经学，形成了以道家以无为本的思想解释儒家思想的哲学流派。在玄学哲学思想的影响下，两汉易学则转向以老庄玄学以解易，形成了易学史上的一大流派——玄学派易学。玄学派易学是这一历史时期易学发展的主流，以王弼易学和韩伯康易学为代表和主流。

2. **王弼易学**　王弼是玄学派易学的创始人，其易学著作有《周易注》和《周易略例》。其主要学术观点为排斥汉易象数之学，注重义理，开创了易学的心理学派。其主要学术贡献在于：①矫西汉象数易学之流弊：力主对八卦、六十四卦及其卦爻辞的解释，应重在探讨卦爻象和卦爻辞所蕴含的义理，倡"卦以存时""案爻明体""承乘比应""卦主"之说等。②倡"得意忘象""得象忘言"之说：言指卦爻辞，象指卦爻象，意指卦爻象和卦爻辞所蕴含的义理。其得意过程为卦爻象→卦爻辞→穷尽卦义。欲真正理解卦爻必须忘言、忘象，即所谓"得意在忘象，得象在忘言"，把取义说引向了"忘象以求意"的玄学道路。

总之，王弼易学以玄学观点解《易》，将《周易》原理进一步抽象化和逻辑化，开创了以义理解《易》的新风，对晋唐易学的发展产生了深刻的影响。其排斥象数之学，探讨事物抽象原理的学风，为宋代易学中的义理学派所发扬。

3. 韩伯康易学　韩伯康是继王弼之后，玄学派易学的代表人物，他从易理的高度概括和阐发了王弼的易学观，提出了"八卦备天下之理"说，认为八卦和六十四卦及其卦爻辞具备天下之理，通过《周易》便可明天下之理和变易之道，强调人们应通过事物的现象探求其义理，鲜明地表现了义理易学观的特色，又把无形之理视作《周易》的根本，以"无"为天地万物本源，利用易学范畴，宣扬老庄哲学。其主要学术观点为：①以虚无实体为世界本源的太极观：认为太极是无，天地万物为有，有生于无，而依赖于无，即以太极为虚无实体，为天地万物的本源，宣扬王弼"有之所始，以无为本"的玄学理论。②认为卦象和事物都以一为其宗旨：所谓"一者众之所归"，"一"为无形之"道"或"理"，即无，"众"为天地万事万物。天地有形无形之事物均受道或理的支配，即"一以统实"，从而阐发了王弼"无形无名者，万物之宗也"的思想。③认为无阴无阳是道："以道为无"，属形而上，而阴阳则为有形有象的器物，属形而下。阴阳依道而成形成象，以道为虚无实体，虽无形无象，却是一切有形有象之物的根据。

总之，韩伯康继王弼易学之后，进一步排斥汉象数之学，把《周易》更加玄学化了。其《周易系辞注》载入孔颖达《周易正文》，被视为正统易学，流传广而影响大，对宋代易学影响深刻。

（二）医家对易学的应用

1. 王叔和的《伤寒例》　王叔和是西晋时期著名医家，其所著《脉经》十卷，列述二十四种脉象，使古代脉学系统化，是我国现存最早的一部脉学著作。他还将张仲景的《伤寒杂病论》加以整理编次，使仲景之学传之于世。他在《伤寒例》中，遵汉易孟京卦气说，借卦爻说明四时阴阳的消长，并依天地人三才统一观论述了人体生理病理的阴阳变化。其谓："是故冬至之后，一阳爻升，一阴爻降也。夏至之后，一阳气下，一阴气上也。斯则冬夏二至，阴阳合也；春秋二分，阴阳离也。阴阳交易，人变病焉。""春夏养阳，秋冬养阴，顺天地之刚柔也。"此为用十二消息卦说明二至二分阴阳二气的离合升降。十月纯柔，坤卦（☷）主之，坤下坤上，其六爻皆阴。十一月冬至，复卦（䷗）为用，震下坤上，变六阴爻为五阴一阳，表示阳气断次回复。四月全刚，乾卦（☰）主之，乾下乾上，六爻皆阳。五月夏至姤卦（☴）为用，巽下乾上，六阳爻为五阳一阴，表示阴气日盛。人的阴阳也将随着时令的变化而发生相应的变化，以求得人体内外阴阳平衡，维持人体的健康状态。

2. 华佗的《中藏经》 《中藏经》旧托后汉华佗所著，王叔和《脉经》曾引证其文。其书用阴阳理论以论证、论脉、论肺腑虚实寒热及生死逆顺之法，颇具至理。如：①人法天地说：该学说认为"人者，上禀天，下委地，阳以辅之，阴以佐之……阳施于形，阴慎（填）于精，天地之同也"，"人有百病，病有百候，候有百变，皆天地阴阳逆从而生，苟能穷究乎此，如其神乎"（《中藏经·人法于天地论》）。其又谓"天者阳之宗，地者阴之属……阴阳平则天地和而人气宁，阴阳逆则天地否而人气厥"；"阳病则旦静，阴病则夜宁；阴阳运动，得时而行；阳病则暮乱，阴病则朝争"；"阴阳相应，方乃和平"；"阴不足则济之以水母，阳不足则助之以火精，居之中者，阴阳匀停"（《中藏经·阴阳大要调中论》）。②阴阳五行说：该学说认为"阴阳者，天地之枢机；五行者，阴阳之终始。非阴阳则不能为天地，非五行则不能为阴阳"（《中藏经·阴阳大要调中论》）。

从上述可见，《中藏经》用易理之阴阳、五行、三才等范畴来论述人体的生理病理和病证的治疗，发《黄帝内经》《难经》之所未发。

二、隋唐易学的主要特征

（一）隋代易学

隋代易学典籍仅有陆德明的《周易并注音》《周易太义》，以及何妥的《周易讲疏》等，其中，陆德明是一个经历陈、隋、唐三朝的人物。这一时期的易学在易学史上影响较小。

（二）唐代易学

唐代易学以孔颖达的《周易正义》和李鼎祚的《周易集解》为代表，总结了汉代以来易学的研究成果，融合了象数和义理两大学术流派的思想，把易学研究推上了一个新的高度，其中尤以孔颖达的《周易正义》影响为大。

孔颖达易学代表了唐代易学的发展方向。其《周易正义》一书是中国易学研究由学派分立进入学派统一的标志，长期被定为官方教科书，是易学史除上下经和《十翼》之外最重要的典籍。《周易正义》包括两部分内容，一是对卦爻辞和传文的注解，一是对王弼和韩伯康易注的阐发，其主学术特点是：继承了汉代易学的太极元气说，否定了王弼派的太极虚无实体、贵无贱有玄学思想，将义理和象数融合为一，把玄学中的贵无论引向了崇有论，并通过崇有论，进一步肯定并发展了汉代易学的元气说、阴阳二气说。这是孔颖达易学对汉唐易学哲学的一大贡献，对唐宋易学的发展产生了深刻的影响，并成为从汉易向宋易过渡的桥梁。

《周易正义》总的学术倾向是力图扬弃王弼派贵无贱有的思想，以阴阳二气解释《周易》的原理。其主要表现为：①道体器用观：孔氏认为“以无言之，存乎道体，以有言之，存乎器用”，“道是无体之名，形是有质之称，凡有从无而生，形由道而立，是先道而后形，是道在形之上，形在道之下。故自形外以上者谓之道也，自形内而下者谓之器也。形虽处道器两畔之际，形在器，不在道也。既有形质，可为器用。故云：形而下者谓之器也”（《周易正义·系辞上传》）。此即形而上之道即无，形而下之器即有，先道而后形。器依赖于道，有道方有器。道为体，器为用，体用相互联系，道器不可分离。这是以道体器用观点解释有和无。②阴阳二气观：据道体器用观点，孔氏认为阴阳二气及其法则在没有表现为刚柔二画，成为八卦之象时，也可称之为道，将阴阳二气纳入形而上的领域，提出了以气为核心的宇宙观。气虽无形质，但却是一切有形有质事物的本源。孔氏并据气一元论的观点，用阴阳二气解释乾坤二元，与王弼用至健至顺之性为乾坤二元不同。总之，孔颖达继承汉易的元气说、阴阳二气论，坚持了是气一元论的宇宙观，符合了《周易》的气一元论的理论体系，代表了《易传》以来儒家传统的也是正统的观点。

三、隋唐气家对易学的应用

（一）杨上善的《黄帝内经太素》

杨上善尊奉儒、道、释三教，主张"三教诠衡"，以道教为主，兼收儒、释。其易学思想体系，本于汉易，又有魏晋玄学的烙印，将汉易卦气说应用于医学，以阐述人体生命运动与四时阴阳的关系。

杨上善运用汉易卦气说提出"人从天生"以应阴阳消息的天人统一观，谓"天地变化之理谓之天道，人从天生，故人合天道。天道大数有二，谓五与六。故人亦应之，内有五脏，以应音、色、时、味、位等，主阴也；外有六腑，以应六律，主阳也"（《黄帝内经太素·经脉正别》）。同时其以十二消息卦阐释四时气候的变化、人体阴阳的虚实以及三阴三阳说。

十二爻指十二消息卦，在一年中递次升降的六阳爻和六阴爻分别代表十二月的气候变化。杨上善谓："十二爻寒暑之气，十一月阳气渐息，阴气渐消；至四月阳气在盈，阴气正虚；至五月阴气渐息，阳气渐消；至十月阴气在盈，阳气正虚。阴阳即为寒暑者也，盈虚以为虚实者也。人亦如之，消息盈虚，有虚有实，为二合也。""天地合气，命之曰人，故能知天地阴阳变化，理与四时合契。"（《黄帝内经太素·知针石》）

从十二消息卦言，十月纯阴，坤卦（☷☷）用事，故"阴气在盈，阳气正虚"。到十一月至冬至一阳生，复卦（☷☳）用事，一阳爻升，一阴爻降，阳气日长，阴气日消，故气候由寒向温。四月纯阳，乾卦（☰☰）用事，故"阳气在盈，阴气正虚"。到五月至夏至一阴生，姤卦（☰☴）用事，一阴爻升，一阳爻降，故阴气渐升，阳气渐降，故气候由暑向寒，故曰"五月盛阳，一阴爻生，即是阳中之阴也"。十二月临卦（☷☱）用事，二阴爻升，二阴爻降。正月建寅，泰卦（☷☰）用事，三阳爻升，三阴爻降，阳气已盛，故曰"十一月一阳生，十二月二阳升，正月三阳生。三阳生寅之时，其阳已大，故曰大阳也"（《黄帝内经太素·经脉病解》）。杨上善认为，正月为太阳，三月为少阳，五月为阳明，七月为厥阴，九月为少阴，十一月为太阴，且十二月又分属十二消息卦，这样就把三阴三阳说与卦气说结合起来，论述了天人合一的观点。人体的阴阳亦随四时阴阳消长、寒暑推移而有虚实的不同变化，故强调养生、施治都应顺四时阴阳消息而春夏养阳，以顺阳息，秋冬养阴，以顺阴息。

（二）巢元方的《诸病源候论》

隋代巢元方的《诸病源候论》是中国现有的第一部病因病机学和证候学专著，全书分67门，载列证候论1720条，叙述了各种疾病的病因、病理和证候等，对后世医学影响较大。巢元方对易学的应用主要表现在运用易学阴阳、八卦等范畴来说明人的生理病理，简举如下。

1. 阴阳刚柔与人体　巢氏吸收了《周易》的阴阳观念以阐述人的生理与病理，认为"人禀阴阳而生，含血气而长"（《诸病源候论·论诸病诸候》），"阴阳和调，二气相感，阳施阴化，是以有娠"（《诸病源候论·妇人妊娠诸候上》）。若"阴阳不利，邪气乘之"，"阴阳不守，脏腑俱衰"（《诸病源候论·虚劳病诸候》）。

2. 八卦阴阳与病机　巢氏据《易传·说卦传》乾父、坤母、震长男、巽长女、坎中男、离中女、艮少男、兑少女之说，将八卦方位与邪气的阴阳刚柔结合起来，以说明疾病的原因和机理。其谓："西北方乾为老公，名曰金风……此风奄奄忽忽，不觉得时，以经七年，眉睫堕落。东风震为长男，名曰青风……东北风艮为小男，名曰石风……北风坎为中男，名曰水风……西南方坤为老母，名曰穴风……东南方巽为长女，名曰角风……南方离为中女，名曰赤风……西方兑为少女，名曰淫风……此风已经百日，体内蒸热，眉发堕落。"（《诸病源候论·风病诸候下》）

（三）孙思邈的《备急千金要方》和《千金翼方》

孙思邈是唐代著名医家，其《备急千金要方》为继仲景《伤寒杂病论》以来最重要的临床医学专著。他医术精湛，医德高尚，世称"真人""药王"，善谈老庄及百家之说，兼好释典，尤通易学，强调"不知易，不足以言太医"。孙氏的《备急千金要方》等著作反映了易具医理、医为易用、医易相通的概貌，其医易相通的学术思想，主要表现为以下几方面。

1. 爱人道德观　《易传》强调"君子体仁足以长人"（《易传·上经·乾》），"天地之大德曰生"，"生生之谓易"（《易传·系辞上传》）。仁是儒家所宣扬的最高道德原则，"仁"即"爱人"（《论语·颜渊》），是"己欲立而立人，己欲达而达人"（《论语·雍也》）的简要概括，是孔子仁学的中心含义，堪称中国古代的人道主义观点。珍惜生命，尤其爱人，是《易传》表达的儒家的道德理念，也是道家的主张。据此，孙思邈认为易之德即医之德，强调"二仪之内，阴阳之中，唯人最贵"（《备急千金要方·治病略例》）。因此身为医生，必须具有普救众生、恻隐仁爱之心；对患者应不分亲疏、贵贱、美丑、民族而一视同仁；在治病过程中，应置个人得失、安危、喜恶于度外。故曰："凡大医治病，必当安神定志，无欲无求，先发大慈恻隐之心，誓愿普救含灵之苦。若有疾厄来求救者，不得问其贵贱贫富，长幼妍媸，怨亲善友，华夷愚智，普同一等，皆如至亲之想。亦不得瞻前顾后，自虑吉凶，护惜身命。见彼苦恼，若己有之。深心凄怆，勿避险巇、昼夜寒暑、饥渴疲劳，一心赴救，无作功夫形迹之心，如此可为苍生大医，反此则是含灵巨贼。"（《备急千金要方·大医精诚》）孙思邈发扬易学爱人的道德观而崇尚道德的思想对后世影响极大，成为后世医家医学道德观的准则。

2. 三才统一观 孙思邈的天地人三才统一观主要表现在以下两方面。

（1）人与自然相应："易称天地变化，各正性命，然则变化之迹无方，性命之功难测，故有炎凉寒燠、风雨晦暝、水旱妖灾、虫蝗削异、四时八节种种施化不同，七十二候日月运行各别，终其暑度，方得成年……天地尚且如然，在人安可无事"（《备急千金要方·伤寒》），此为运用《易传》"神无方而易无体"和"阴阳不测之谓神"的观点来解释天地自然的寒暑变化和水旱怪异的灾害，而后又据天人合一之理以说明人体发病的根源。再如"天布五行以植万类，人禀五常以为五脏、经络腑输，阴阳会通"；"天有寒暑，人有虚实，天有刑德，人有爱憎，天有阴阳，人有男女"（《备急千金要方·治病略例》）。此外，孙思邈在诊断、治疗、养生等方面也无不贯穿天地人三才统一的思想。

（2）三才之中，人最宝贵：孙思邈的三才统一观与易学的三才观是一致的。其中以三才之中，唯人最贵，"人命至重，有贵千金"（《备急千金要方·本序》）的思想最为突出。这一思想除了体现崇尚道德外，还主张培养人适应自然异常变化的能力，努力改善环境，与疾病做斗争。

3. 天人一气观 孙思邈坚持气一元论的观点，认为"人者，禀受天地中和之气"（《备急千金要方·治病略例》）而生，"阴阳调和，二气交感"（《备急千金要方·妇人》）方能妊娠。再如"气化则人育，伊人禀气而存"（《备急千金要方·本序》）；"人生天地气中，动作喘息皆应于天"（《千金翼方·容性》）；"四气（火气、风气、水气、土气）合德，四神安和"，"若一气不调，百一病生"（《备急千金要方·诊候》）；"天行瘟疫病者，即天地变化之一气也"（《备急千金要方·伤寒》）。所以，治病养性"便知调气"，"爱气"，"惜其气，所以全其身……气竭则身死"（《备急千金要方·养性》）。总之，孙思邈的学术思想系统地表现了气一元论的唯物主义哲学观点。

4. 阴阳对立统一观 孙思邈吸收了《周易》的阴阳观念，继承了《黄帝内经》《伤寒论》的阴阳论，为中医学阴阳学说的发展中做出了自己的贡献。其阴阳对立统一观点主要表现如下。

（1）阴阳调和：孙思邈在引述《黄帝内经》《伤寒论》阴阳学说的基础上，强调"妙解阴阳"（《备急千金要方·大道习业》）的重要性，治病用药应"阴阳配合……寒热温凉四气"（《备急千金要方·用药》），以及"阴胜则阳病，阳胜则阴病，阴阳调和，则人平安"（《备急千金要方·食治》）。

（2）动态平衡：孙思邈继承了《周易》《黄帝内经》《伤寒论》的阴阳交感、动静有常、刚柔相推的阴阳动态平衡观点，认为人之生在于"阴阳调和，二气相感"，人之常在于"阴阳调和"，而"阴胜则阳病，阳胜则阴病"为人体阴阳失调之变。故在治疗中，孙思邈主张"相反相成""升降相因""动静相配""开合相济"以配方遣药，如其中方剂，天麻与黄连、乌梅与黄连、白蜜与生姜等的配伍都是对立统一动态平衡之义。孙思邈的阴阳对立统一观点在养生方面表现尤为突出，包括两方面：其一，动静互涵的养生观。"养性之道，常欲小劳，但莫大疲劳及强所不能堪耳，且流水不腐，户枢不蠹，以其运动故也"（《备急千金要方·道林养性》）。"行不疾步，耳不极听，目不极视，坐不久处，立不至疲，卧不至懵"（《千金要言·养性》），这是一种动中有静，静中有动，动静互涵动态平衡的养生观。其二，阴阳平衡的性学观。在性医学方面，孙思邈认为合理的、正确的性生活有益于生理代谢和身心健康，"男不可无女，女不可无男，无女则意动，意动则神劳，神劳则损寿"。但是，夫妻交合，应随年龄的增长而逐渐减少，纵然年壮气盛之时，也必须谨而抑之，"不可纵心竭意以自贼也"（《备急千金要方·房中术》），否则"不自慎惜，快情纵欲，极意房中，稍至年长，肾气虚竭，百病滋生"（《备急千金要方·消渴》）。

总之，孙思邈在论述医学问题时，以《周易》的阴阳学说为纲，贯穿了气一元论、三才统一的整体观念，其学术思想体现了医易相通论。

（四）王冰的《次注黄帝内经素问》

王冰，唐代医学家，编次校注《黄帝内经素问》，并补入《天元纪大论》等七篇，使之成为八十一篇的著作，世称《次注黄帝内经素问》，其对保存和传授《黄帝内经》起了巨大作用。其学术思想有以下主要特征。

1. 易理与医理相结合，以易释医 王氏自觉地将易理与医理结合起来，善于直接引用《易传》原文以说明《黄帝内经》与《周易》的关系，如下。

（1）"一阴一阳之谓道"与"阴阳者，天地之道也"："阴阳者，天地之道也，万物之纲纪，变化之父母，生杀之本始，神明之府也。治病必求于本。"（《素问·阴阳应象大论》）王冰注："谓变化生成之道也……《易·系辞》曰'一阴一阳之谓道'，此之谓也。""阳与之正气以生，阴为之主持以立，故为万物之纲纪也。""万物假阳气温而生，因阴气寒而死，故知生杀之本始，是阴阳之所运为也。""府，宫府也。言所以生杀变化之多端者何哉？以神明居其中也。""天地之动静，神明为之纲纪，故《易·系辞》曰：'阴阳不测之谓神，亦谓神居其中也。'""阴阳与万类生杀变化，犹生在于人身，同相参合，故治病之道者，必先求之。"

王氏据《易传》"一阴一阳之谓道"的原理，提出了"阴阳者，天地之常道"的观点，并贯穿于整个注释之中，阐明《黄帝内经》"阴阳者，天地之道也"的义蕴。

（2）"天地交泰"与天地升降：《黄帝内经》中的"升已而降，降者谓天；降已而升，升者谓地"一句，王冰注："升已而降以下，彰天气之下流；降已而升以上，表地气之上应。天气下降，地气上腾，天地交合，泰之象也。《易》曰：'天地交泰'……故万物生化，无有休息，而各得其所也。"此是王冰应用《周易》泰卦天地交泰之理解释天地之气升降的规律。

总之，王冰援引《周易》的论述解释《黄帝内经》的原文，帮助读者深刻地理解《黄帝内经》的具体内容，表现出《黄帝内经》哲学思想与《周易》哲学思想的关系。

2. 三才统一与四气调神 王氏根据《周易》天地人的天人合一观点，阐述摄生的原则与方法。如王冰注《四气调神大论》的摄生理论和方法时，谓"养生者，必谨奉天时也，四时成序，七曜周行，天不形言，是藏德也。德隐则应用不屈，故不下也"，"时序运行，阴阳变化，天地合气，生育万物，万物之根，悉归于此"。其阐发了四时为万物之根、生命之本，人与天地相应，故摄生时以遵奉阴阳四时为德。

3. 寒热虚实与"治求其属" 王氏用阴阳理论阐明了实热与虚热、实寒与虚寒的病机、鉴别，以及相应的治疗原则，即因阳虚而导致的虚寒证，当补其阳，而不宜用辛热药以祛其寒，由阴虚而导致的虚热证，治当补其阴，不宜用苦寒之剂以泻其热。这种补阳以祛寒养阴、清热的原则与"治热以寒""治寒以热"的原则截然不同，前者为虚证而设，后者为治实之用。王氏之论揭示了经文的奥义，开启了养阴清热和补阳祛寒的治疗大法，为后世命门学说提供了理论依据。如"诸寒之而热者，取之阴；热之而寒者，取之阳"（《素问·至真要大论》）。王冰注："此言益火之源，以消阴翳；壮水之主，以制阳光。故曰求其属也。"

第三节　宋金元医家对易学的应用

一、宋金元易学的主要特征

（一）宋代易学

1. 宋易与理学

（1）理学的含义：理学又称道学，是宋元明清时以讨论理气、心性等问题为中心的哲学思潮。它产生于北宋，盛行于南宋与元、明时代，至清中叶以后逐渐衰落，但其影响一直延续到近代。

理学有广义和狭义之分。广义理学，泛指以讨论天道性命问题为中心的整个哲学思潮，包括各种不同派别。狭义的理学专指二程、朱熹为代表的，以理为最高范畴的学说，即程朱理学。

（2）理学的特点：理学以孔孟儒家思想为核心，批判地吸收了佛家、道家的哲学思想资料，建立了新的思想体系，主要探讨人与自然社会以及人与人之间的关系、人在宇宙中的地位以及对人的本质的认识等问题，包括本体论、心性论和认识论等哲学中的重大问题。

（3）理学的流派：按学术观点，其可分为如下学派：①气一元论学派：气一元论哲学是理学中的唯物主义学派，以张载为代表。张载提出"太虚即气""一物两体"的学说，肯定了世界的物质统一性，把事物运动变化的原因归结为事物内部的一与两，即阴气和阳气的对立统一。其唯物论具有辩证法的特色。②理一元论学派：理一元论哲学是理学中的客观唯心主义，其代表人物为朱熹。二程（程颢、程颐）认为，理属形而上，阴阳为形而下，理不是阴阳，而是"所以阴阳者"。朱熹发展了二程的思想，认为任何事物都有理有气，但理是"本"，众理之全体便是太极，理在气先，完成了理学体系，是理学之集大成者。一般将朱熹和二程，特别是和程颐联系起来，合称程朱理学。③心一元论学派：心一元哲学是理学中的主观论唯心主义学派，以陆九渊、王守仁为代表。陆氏提出"心即理"的命题，强调主观精神的作用，提倡自主自宰，开创了理学中的心学学派。王守仁则提出"心无外物""心无外理"的命题，以"吾心之良知"即为天理，完成了心学体系。两者合称陆王学派。④象数学派：以邵雍为代表的象数学，也是理学中的一个派别。邵雍的先天图，用数的关系构造自然界和历史发展在内的世界模式，用数来说明天地万物的形成和变化，在理学中具有一定的影响。

（4）理学的地位：理学是中国哲学史上非常重要的一个发展阶段。其持续时间最长，社会影响最大。理学中的气一元论哲学，提出了关于气的系统学说，把中国古代气一元论发展到一个新的水平。理学中的理一元论，把封建道德伦理看作是永恒不变的绝对原则，是宇宙的规律和万物本源，为封建统治提供了理论依据。理学还提出了较系统的辩证法思想，如张载关于"两"与"一"的学说，二程关于"物皆有对""物极必反"的观点，朱熹关于"一中有二"的思想等。

2. 宋易的特征　宋代的哲学家，特别是理学家，大力研究《周易》，把易学哲学推向了一个新的发展阶段。宋代易学同样分为义理学派和象数学派，而朱熹则兼取二说，集诸儒之大成，统一了两派易学，建立起一个庞大的易学体系，成为后来的官方易学。"因经以明道，或明道以知经"，将《周易》原理高度哲理化，是宋代易学的重要特征。

（二）元代易学

元代易学是宋易的深入发展，其基本倾向仍然分为义理之学和象数之学两大流派。其中义理学派又分为理学、气学和心学三派；象数学派又分为数学和象学两派。雷思齐继承刘牧、邵雍的易学传统，以九宫图为核心解释《周易》原理，主张有数而后有象，成为数学派的代表。而俞琰、张理和肖汉中等，则主张有象而后有数，又发展了象学的传统。其中张理援引《黄帝内经》的阴阳五行学说解释其易学图式，将医学与易学结合起来，表现出医易结合的新倾向。如张氏《易象图说外篇》有四象作卦图式，其中配以人体结构为乾为首，坤为腹，震巽为股肱，坎耳离目，艮鼻兑口；配五脏六腑，则两仪为上顶下囟，阳为背脊，阴为膺胸，刚为尻骶，柔为小腹，乾至巽为腰，震至坤为脐，离为心，坎为骨，兑为肺，艮为肝，中宫为脾等。张氏以此说明人体与天地四时、饮食起居的关系，并说明健康和疾病的原因。

就元代的义理学派言，特别是理学派，大都因循程朱教义以解释《周易》经传，这是元代易学的一大特征。

二、宋金元医家对易学的应用

（一）刘完素的火热论

刘完素创立河间学派，为金元四大医家之一，其主要学说为火热论，其代表作为《素问玄机原病式》，其医易观主要表现为以下几方面。

1. 医易同宗说 刘氏谓："自古如祖圣伏羲画卦，非圣人孰能明其意二万余言？至周文王方始立象演卦，而周公述爻，后五百余年，孔子以作《十翼》，而《易》书方完然……易教体乎五行八卦，儒教存乎三纲五常，医教要乎五运六气，其门三，其道一，故相须以用而无相失，盖本教一而已矣。若忘其根本，以求其华实之茂者，未之有也。"（《素问玄机原病式·序》）此言易、儒、医同源，易为医之根本。

2. 易以论火热 刘氏在《易经》乾刚坤柔、乾阳离火原理的影响下，运用易理以解释火热病机，提出"六气皆从火化"的观点，如下。

（1）以卦气说说明四季更替，热极生寒、寒极生热的病机：其谓"平人冒极寒而战栗者，由寒主闭藏，而阳气不能散越，则怫热内作故也。如冬寒而地中反暖也，或云冬阳在内而阴在外，地上寒而地中暖，夏则反此者，乃真理也……如冬至子正一阳生，而得其复（☷☳）。至于巳则阴绝，而六阳备，是故得其纯乾（☰☰）。夏至午正则一阴生，而得姤（☰☴）。至于亥则阳绝，而六阴备，是故得其纯坤（☷）。至于冬至则阳复也。然子后面南，午后面北。视卦之爻，则子后阳升，午后阴降，明矣"。其又以泰否二卦进一步说明，谓："故子正一阳生，而至于正月寅，则三阳生而得其泰卦（☲）。泰者，通利而非否塞也。午正一阴生，而至于七月申，则三阴生，而得否（☶）。否者，否塞而非通泰也。然而否极则泰，泰极则否，故六月泰极，则地中至寒；十二月否极，则地中至暖。然则地中寒燠，明可见焉。故知人之冒于寒而内为热者，亦有之矣。"（《素问玄机原病式》）刘氏以十二消息卦说明四季更替，根据天人合一理论，以四季阴阳更替变化规律说明人体寒极生热、热极生寒的病理变化及其机理，由易理而原理，使人们易于理解医理以及医与易的关系。

（2）用既济未济二卦论证"水善火恶"说：刘氏认为六气为害以火为甚，且六气皆从火化，疾病多因热邪贼害，故强调水以制火，方可平和。其谓："夫水数一，道近而善；火数二，道远而恶……故《易》曰：'润万物者，莫润乎水'。又言，'离火为戈兵'。故火上而有水制之，则为既济；水在火下，不能制火，为未济也。是知水善火恶。"（《素问玄机原病式》）在这里，刘氏是用既济、未济二卦之义理为水善火恶说提供理论依据。既济卦（☲）离下坎上，离为火，坎为水。火性炎上，水性润下。水在火下，表示火得水制而下降，水得火温而上升，水火相济而无亢害之弊，万物生生不已。反之，未济卦（☲）为坎下离上，水下火上，则火愈炎上，水愈趋下，火自上燥，水宜下寒，二者分离，互不相交，故万物不得化生。因此，既济与未济二卦形象地说明了水火既济和水善火恶的机理。在人体言，心属火居上，肾属水居下，心肾相交为既济，心肾不交为未济，前者为生理，后者为病理。

（二）张从正的攻邪论

张从正，字子和，私淑刘完素，崇尚火热论，为金元四大家之一。其究天人，审阴阳，多遵易理；重实践，主攻邪，多用寒凉，尤以汗吐下三法见长，素有攻下派之称。《儒门事亲》为其代表作，该书以易理而穷医理，贯穿其学术思想之中，如下。

1. 水盛火衰说　张氏认为，热性病的病机以火亢水亏为要，谓"扰攘之世，常与《黄帝内经》岁火太过同法"（《儒门事亲·风论》）。消渴病的病机当以火断，其谓"八卦之中，离能煊物；五行之中，惟火能焚物；六气之中，惟火能消物。故火之为用,燔木则消而为炭,焚土则消而为伏龙肝,炼金则消而为汁……煮水则消而为汤……故泽中之潦,涸于炎晖;鼎中之水,干于壮火。盖五脏,心为君火正化,肾为君火对化,三焦为相火正化,胆为相火对化。得其平,则烹炼饮食,糟粕去焉;不得其平,则燔灼脏腑,而津液渴焉。故入水之物无不长,入火之物无不消。夫一身之心火,甚于上为膈膜之消,甚于中则为肠胃之消,甚于下为膏液之消"(《儒门事亲·三消当从火断》)。

2. 天人相应观 张氏依易学三才统一观,通过取象比类,以天拟人而论述人体的生理病理。如其谓"男女媾精,万物化生,人禀天地而成形也"(《儒门事亲·风门》)。人体组织结构,"以予观之,身半以上,其气三,天之分也;身半以下,其气三,地之分也;中脘,人之分也。又手之三阴阳,亦天也,其气高;足之三阴阳,亦地也,其气下;戊己之阴阳,亦人也,其气犹中州"(《儒门事亲·七方十剂绳墨订》)。"大经有十二,奇经有八脉……通身往来……上下流走,相贯周环,昼夜不息,与天同度"(《儒门事亲·证妇人带下赤白错分寒热解》)。其又以卦象比喻人之器官,如"观卦者(☶),视之理也。视者目之用也,目之上纲则眨,下纲则不眨,故观卦上巽而下坤。颐卦者(☶),养之理也。养者口之用也,口之下颌则嚼,上颌则不嚼,故颐卦上艮而下震"(《儒门事亲·证口眼㖞斜是经非窍辨》)。

3. 方以类聚划分说 《儒门事亲·七方十剂绳墨订》有言:"《易》曰:方以类象,是药之为方,类聚之义也。或曰:方谓五方也,其用药也,各据其方。故方不七,不足以尽方之变;剂不十,不足以尽剂之用。"张氏遵《易》"方以类聚"的概念,说明方的含义有二:其一,方剂由单味药类聚而成,方剂有七方、十剂之分;其二,方为五方之方,五言地域不同,各据其方,三因地制宜而用药。

(三)李杲的脾胃论

李杲,字明之,号东垣老人,金元四大家之一,创"内伤脾胃,百病由生"之说,著有《脾胃论》《内外伤辨惑论》《兰室秘藏》等,后世称之为补土派的代表人物。李氏善于援引易理以说医理。其学术思想明显带有理学时代的特色,如下。

1. 效象天地,准绳阴阳 李氏据易学天人合一之理,来论述人体是一个气机升降出入不断运动的气化的机体。其谓"万物之中，人一也。呼吸升降，效象天地，准绳阴阳。盖胃为水谷之海，饮食入胃而精气先输脾归肺，上行春夏之令，以滋养周身，乃清气之天者也。升已而下输膀胱，行秋冬之令，为传化糟粕转味而出，乃浊阴为地者也"（《脾胃论·天地阴阳生杀之理在升降浮沉之间论》）。"天地之间，六合之内，惟水与火耳。火者阳也，升浮之象也，在天为体，在地为用；水者阴也，降沉之象也，在地为体，在天为殒杀收藏之用也。其气上下交，则以成八卦矣。以医书言之，则是升浮降沉，温凉寒热四时也"（《内外伤辨惑论·重明木郁则达之之理》）。

2. **土居中宫，元气之本**　李氏以土在"四象""八卦"中的方位，来论证脾在人体中的中心地位和重要作用，谓《易》曰：两仪生四象，乃天地气交，则八卦是也。在人则清浊之气皆从脾胃出，荣气荣养周身，乃水谷之气味化之也"（《脾胃论·胃虚脏腑经络无所受而俱病》）。"元气之充足，皆有脾胃之气无所伤，而后能滋养元气。若胃气之本弱，饮食自倍，则脾胃之气既伤，元气亦不能充，而诸病之所由生也"（《脾胃论·脾胃虚实传变论》）。

3. **酌中用药，不失其正**　李氏根据易学居位中正，进退以中，刚中有应，为"天之命""天之道"，对人则有元亨利贞的义理，强调处方遣药，寒热温凉，升降浮沉，应"酌中以用药，如权之在衡，在两则有在两之中，在斤则有在斤之中也"（《脾胃论·脾胃胜衰论》），"权者，临病制宜之谓也"（《脾胃论·气运衰旺图说》），"凡治病服药……察其时，辨其经，审其病而后用药，四者不失其宜，则善矣"（《脾胃论·用药宜禁论》）。

4. **易象喻药，重在升发**　李氏用震卦卦象来说明枳术丸荷叶包饭烧为丸的机理，谓："荷叶一物，中央空虚，象震卦之体。震者动也，人感之生足少阳甲胆也，甲胆者风也，生化万物之根蒂也。"（《内外伤辨惑论·辨内伤饮食用药所宜所禁论》）可见，李东垣虽主张酌中以用药，但重在升发，"补其中而升其阳"。

（四）朱震亨的相火论

朱震亨，字彦修，号丹溪，为金元四大家之一，主要著作有《格致余论》《局方发挥》《本草衍义补遗》等。其学术思想为"阳常有余而阴常不足"和"相火论"，临证多以滋阴降火为法，为滋阴学派的代表人物。

丹溪治病"参之以太极之理，《易》《礼记》《通书》《正蒙》诸书之义，贯穿

《黄帝内经》之言，以寻其指归"(《丹溪翁传》)。由此可见，丹溪之学与宋元易学有着密切的关系。

1. 天人合一观 朱氏坚持易为天人合一和"精气为物"的观点，认为"人与天地同橐籥"，人与天地万物为一气所化，且有动静相应的关系。其谓："天地以一元之气化生万物。根于中者，曰神机；根于外者，曰气血。万物同此一气，人灵于物，形与天地参而为三者，以得其气之正而通也。故气升亦升，气浮亦浮，气降亦降，气沉亦沉，人与天地同一橐籥。"(《格致余论·夏月伏息在内论》)橐籥之说源于《老子》第五章："天地之间，其犹橐籥乎？虚而不屈，动而愈出。""橐籥"为古代冶炼鼓风用的工具。橐是鼓风器，即鞴橐，籥是送风的管子。

老子将天地喻为风箱。朱氏则进一步认为，人之气与天地之气息息相关，同升降，共浮沉，相动相从。

人体与天地一样，必须不断地进行阳升阴降、上下相交的气化过程。卦气说以卦爻说明时令的阴阳升降变化规律。人与天地相应，五脏之中，脾居中央，为阳升阴降，联通上下的枢纽。"脾属土，具坤静之德，而有乾健之运，故能使心肺之阳降，肾肝之阴升，而成天地交泰，是为无病之人。今也七情内伤，六淫外侵，饮食不节，房劳致虚，脾土之阴受伤，转输之官失职，胃虽受谷不能运化，故阳自升阴自降，而成天地不交之否"(《格致余论·臌胀论》)。泰卦（䷊）为乾下坤上，象征阴阳应合，上下交通，事物通泰，万物化生。否卦（䷋）为坤下乾上，象征阴阳不全，上下不交，事物否闭，万物不生。朱氏援引天地交合而化生万物的义理，以相对的泰否两卦说明脾土为人体气机升降枢纽，说明人体阴阳升降与健康和疾病的关系。

2. 阳有余阴不足论 朱氏谓"物物具太极"(《格致余论·气逆论》)，认为任何事物都分为对立统一的两方面，即一分为二。太极动而生阳，静而生阴，阴阳和谐平衡，万物生生不已。但朱氏坚持在阳阳的对立统一之中，阳有余而阴不足。阳有余阴不足论是朱氏学术思想的核心，他从天地之阳多阴少推论人体之阳有余而阴不足。

（1）天之阳多阴少：朱氏引用易理论证天地之阳多阴少。其谓"天地为万物父母。天大也为阳，而运于地之外，地居天之中为阴，天之大气举之。日实也，亦属阳，而运于月之外，月缺也，属阴，禀日之光以为明者也"（《格致余论·阳有余阴不足论》）。天为阳，地为阴，而天大于地，日为阳，月为阴，而日常圆而月常缺，此为天地日月之阳多阴少。朱氏又谓"太极动而生阳，静而生阴。阳动而变，阴静而合，而生水、火、木、金、土，各一其性。惟火有二：曰君火，人火也；曰相火，天火也。火内阴而外阳，主乎动者也，故凡动皆属火……天主生物，故恒于动，人有此生，亦恒于动，其所以恒于动，皆相火之为也"（《格致余论·相火论》）。在自然界，不仅天大地小，日实月缺，而且五行之中又唯火有二，即君火、相火，亦阳多阴少。朱氏从太极－阴阳－五行论证了阳有余阴不足的观点。

（2）人之阳多阴少：朱氏认为天地自然的阴阳为阳多阴少，"人与天地同一橐籥"，故人的阴阳亦是阳多阴少。其谓："人身之阴气，其消长视月之盈缺。故人之生也，男子十六岁而精通，女子十四岁而经行，是有形之后，犹有待于乳哺水谷以养，阴气始成而可与阳气相配，以能成人，而为人之父母。古人必近三十、二十而后嫁娶，可见阴之难于成。""男子六十四岁而精绝，女子四十九岁而经断。夫以阴气之成，止供得三十年之视、听、言、动，已先亏矣。"（《格致余论·阳不足阳有余论》）人体在生理状态下，就是阴气难成而易亏。

3. 相火论　朱氏基于阳有余阴不足的基本观点，认为"人有此生，亦恒于动，其所以恒于动者，皆相火之为也。见于天者，出于龙雷，则木之气；出于海，则水之气也。具于人者，寄于肝肾二部，肝属木而肾属水也……肝肾之阴，悉具相火……相火易起，五性厥阳之火相扇，则妄动矣。火起于妄，变化莫测，无时不有，煎熬真阴，阴虚则病，阴绝则死"（《格致余论·相火论》）。

总之，朱氏认为天地人之气化均为阳盛于阴，火多于水，故人体之阴阳，阴易亏而难成，阳有余而阴不足，阴不足则相火易动，故临证治疗多以滋阴降火为法。其在摄生上主张清心寡欲，谓："传曰：'吉凶悔吝生乎动'。故人之疾病亦生于动，其动之极也，病而死矣。人之有生，心为火居上，肾为水居下，水能升而火能降，一升一降，无有穷已，故生意存焉。水之体静，火之体动，动易而静难，圣人于此未尝忘言也。儒者立教，曰正心、收心、养心，皆所以防此火之动于妄也。医者立教，恬澹虚无，精神内守，亦所以遏此火之动于妄也。"（《格致余论·房中补益论》）

第四节　明清医家对易学的应用

一、明清易学的主要特征

（一）明代易学

明代易学研究大都步宋易的后尘，主要是依程朱易学之本义，或绘《易》图，或借《易》说理，或杂入心学，甚或以禅释《易》。故皮锡瑞认为，"经学至明为极衰时代"（《经学历史·经学极衰时代》）。但在明代，易学研究中不恪守程朱之学者亦不乏其人，如蔡清、来知德、方以智等。

1. 蔡清的义理之学　蔡清是明代著名的经学家，以善于解《易》而闻名于世，著有《易经蒙引》等。其学术思想主要依朱熹的《周易本义》，阐发程朱的哲学体系，但又不囿于程朱之学。蔡氏认为易书为天地万物之易的"模写"和"影子"，为客观世界及其法则的反映，天地之易既包括天地万物之形象，又包括天地万物之义理，即阴阳变易之理，而理寓于形器之中。与程朱义理不同，蔡氏把思维与存在统一了起来。其又认为阴阳变易存在于一切事物之中，阴阳对立，交合渗透，相反相成是为交易；阴阳消长，动静互根，是为变易。交易和变易，对待和流行是宇宙间的一切事物存在和运动的基本形式。而阴阳对待，即阴阳对立互根，则是运动变化的根本原因。蔡氏解《易》除提出上述"影子"说、阴阳变易说外，又提出"太极兼阴阳"说，认为太极有二：一为易卦之太极，仅示两仪合一而无实体；二为实体之太极，即阴阳二气的统一体，是天地气化的本源。太极为宇宙的本体，"天地人三才各一太极，太极则兼阴阳"。太极之理并非朱熹所说的"阴阳二气之所以然"，而是"动静无端，阴阳无始"的法则，即"一阴一阳之谓道"。其将太极之理或道贯通于一切器物之中，从而抛弃了朱熹太极之理为独立实体的观点，将其理论引向了气本论，将理学派的易学推向了气学，对方以智、王夫之等的易学哲学产生了一定的影响。

2. 来知德的绝学　来知德是明代著名的易学家，为明代象数之学特别是象学解《易》的代表人物，其易学主张虽以《周易本义》为宗，但又不因袭程朱之学，主以象解《易》，独创"卦综""卦错"诸说，重六十四卦"错""综"之旨和阴阳消长之理，发汉易、宋易之所未发。其易学自成体系，有颇多创新，故当时被誉为"绝学"。其代表作为《周易集注》。

（1）四体例解《易》说：四体例说包括取象说、错综说、爻变说、中爻说。来氏用四种体例以解释六十四卦的卦爻象和卦爻辞。

①取象说：来氏认为象之义有二，一为卦画的形象，即卦爻象；二指卦象所象征的天地之象，即卦爻辞中所说的事物。二者之间具有内在的逻辑联系。

②错综说：错综说是指卦象有错卦之象和综卦之象。错卦之象是指与本卦阴阳爻相对立的卦象，即两卦卦画完全相反者，与汉易之"旁通"同，如乾卦（☰）与坤卦（☷）相错，同人卦（☲）与师卦（☵）相错。综卦之象是指上下两体倒转的卦象，即两卦的卦画互相颠倒而成之象，又称"反易"，如随卦（䷐）之综为蛊卦（䷑），反之，《蛊》卦（䷑）之综即随卦（䷐）。其论错综有四正错、四隅错、四正综、四隅综，用以说明六十四卦之间的复杂关系，虽有穿凿附会之嫌，但确有前人所不及之处。

③爻变说：爻变是六十四卦阴爻变阳爻，阳爻变阴爻。来氏认为卦象有爻变之象，即依乾坤父母取象，如乾之本象为马，坎与震皆得乾之一画，故亦取象为马；坤之本象为牛，离得坤之一画，故亦取象为牛。

④中爻说：来氏用中爻之象以解卦爻象和卦爻辞。中爻之象实为汉易所说的互体取象。互体是指在六画卦中，第二爻至第四爻、第三爻至第五爻交互而成两个三画卦。

（2）阴阳对待流行说：来氏认为错卦表示天地、男女的对立交感，即阴阳对待的法则。综卦则表示天地万物的盈虚消长过程，即阴阳的流行过程。对待与流行即一阴一阳之道，二者不可分离。对待与流行实为阴阳的对立统一。来氏把阴阳的对待和流行视为世界变化的普遍法则，且对待为流行的根源。这是对易学中阴阳变易学说的进一步发挥，就思维方式而言，无疑是一种辩证思维。

（3）"道器不相离""理气不相离"说：来氏认为，道为阴阳之理，象为阴阳之象。乾坤卦画和阴阳卦象为器，逆顺之理则为道。有形器物中之皆理寓其中，故"道器不相离"。而理之与气，气为理存在的基础，气是第一位的，理依赖于气，理气不相分离，二者合而为一。这样就抛弃了程朱理学的理在气先说，从而走向了气本体论的道路。

3. **方以智的象数之学** 方以智是明末清初的大思想家和哲学家，也是著名的易学家。他基于象数学派的立场，吸收了理学派和气学派的观点，对汉唐以来的易学做了一次大总结，建立起一套本体论体系，是易学史上象数之学发展的高峰。其主要学术观点如下。

（1）"虚空皆象数"说：方氏认为世界并不是虚无的世界，象、数、理、气是统一的、融为一体的，"虚空无非卦爻象数"，"一切阴阳五行皆有变数"（《周易时论合编·系辞》）。方氏认为天地之间的一切皆有象数的规定，理在阴阳二气、奇偶数之中，象数为气化的形式和度数，理是气化之所以然，从而将本体论纳入了象数之学的体系。

（2）"先在后中"说：方氏以体用范畴论证了先天八卦和后天八卦的关系。其认为先天卦为体，后天卦为用。先天为体制，后天为时用。先天八卦即在后天八卦之中，先天不能脱离后天而孤立存在；后天之学即是先天之学，离开后天则无所谓先天。方氏认为先天之体即在后天之用中，从而将先天易学纳入后天时用的道路。

（3）"河洛中正"说：方氏认为河图为体，洛书为用。河洛图式，体用互藏。河洛图式皆出于"天地之数五十有五"。太极一分天地奇偶之数，一二三四和六七八九分居四方之位，而五和十居于中央，则为河图图式，河图中十之数舍去不用，配以水、火、木、金、土五行，且金火易位，即七九之数易位，便成为洛书图式。其中五居中央，中五之数统率四方之数，是为河洛二图的中心，即以中五之一为起点，衍为中五，中五又衍为中十，中十又衍为五行生数一二三四，四个全数各加五而衍为五行成数六七八九，则为河图之数。河图从最中心的中五之一到外围共五个层次，为中五之数形成及其逻辑展开的过程，而洛书又是河图之数去十，而七九易位所成。总之，方氏以中五之为自身的展开而解释河洛图式，并以河洛图式为天地万物生成变化的模式，将整个世界及其变化过程联结为一个系统整体，使河洛图式之学闪烁着辩证法的光辉。

（4）"气火一体"说：方氏的气论思想基本属于张载以来的气本论，又有类似于董仲舒崇阳抑阴的思想，以气来解释阴阳五行的性质及其相互关系，把宋明以来的阴阳五行学说发展到一个新的水平，把中国古代的气论发展到极致。

① "两间皆气"：方氏认为，宇宙间的一切存在形式无非虚空和实形，两者

均为气的不同表现形式，"虚固是气，实形亦气所凝成者"(《物理小识·卷一》)。气是三维坐标中的实体内容，故曰"无始两间皆气"(《东西均·声气不坏》)。一切风、声、光、形皆为气化的不同形式。方以智学通中西，把西方近代科学知识与中国传统气论结合起来，从而阐述气是世界统一性的物质基础。

②气分阴阳：阴阳在中国古代哲学中本指阴阳之气，引申而指一切相互对立的两方面。方以智哲学中的阴阳也具有此双重意义。他认为阴阳是气的属性，是气本身内在的矛盾要素，"本一气也，而自为阴阳，分为二气，而各具阴阳。有时分用而本不相离，有时互用而不碍偏显，有时相制而适以相成"(《物理小识·卷一》)。统一的气分为阴阳二气，阴阳二气是气自身的一分为二，阴阳是气固有的属性，阴阳二气既相互对立，又相互渗透。阴阳无定质，在不同的情况下，阴阳分别规定了气的不同属性。"无始、两间皆气也。以气清形浊论，则气为阳；以阴暗阳显论，则气为阴"(《东西均·声气不说》)，即阴阳分别是气的清明、昏暗的两种不同属性，从而说了阴阳对气的从属性。气分阴阳，但并不等于气即阴阳。"气与阴阳，初不得谓之二，又不得谓之一；一阴而一阳，一阴即一阳；能成即阴，所以成即阳；不落阴阳，不离阴阳，故曰一阴一阳之谓道"(《东西均·公符》)，即气与阴阳不落不离，不一不二，气高于阴阳，阴阳只是气的固有属性。

③阴阳化五行：气自身分而为阴阳二气，由阴阳二气又化为五行之气，五行之气凝而成形，则为水、火、木、金、土五材。五材又蕴藏着五气，五气又各具阴阳之性，彼此相制相成，归于一气。阴阳五行皆一气流行的产物，阴阳即在五行之中，"一时俱生俱成"，虽无时间先后之序，而有差别和层次之异。

④"五行互藏"和"五行系火"：方氏认为，五行各有性能，相生相克而又互藏互化，五行之中各具五行之气。但五行之中以水火为要，因为水为阴，火为阳，水火为阴阳的代表，故五行可归之为水火二行。于水火之中，尤重火气，火为五行之宗，是万物生化和生命的源泉，故"五行尊火"。可见，方氏哲学思想具有明显的重阳倾向，他提出天道主阳，气火一体的观点。"天道以阳气为主，人身亦以阳气为主"；"阳统阴阳，火运水火也"；"生以火，死以火，病生于火，而养身者亦此火"；"天非此火不能生物，人非此火不能有生"；"凡运功，皆火之为也"(《物理小识·卷一》)。由气分阴阳，阴阳化五行，五行归水火，水火

贵在火，气火一体，火为世界统一性的物质基础，既表明了物质第一性阳气本论观点，又突出了万物变动不居的运动特性，反映了物质和运动的不可分的思想。在明清之际，气论哲学对传统气论的继承发挥具有鲜明的特色。但是就本体论而言，气与火比，气更具普遍性、一般性，而火的具体性、直观性较气为甚。方以智"五行尊火"，突出火的地位，就思维的发展而言，不能不说是一种退步。当然这种倒退只限于方氏气论哲学的某些方面，而不是指整个哲学思想。

（5）"太极即在极中"说：方氏吸收了程朱"体用一源，显微无间"说，其认为本体即在现象之中，太极为理气的统一体，是有与无的统一体。卦爻画有形为有极，卦爻画之所以然即无形为无极，而贯通有极和无极为一体，即为太极。太极寓于有极和无极之中，而无极即存在于有极之中。这样，方氏以象数之学为基础，抛弃了程朱理学的理本论，建立了气本论体系。

（6）"相反相因"和"交轮几"说：方氏认为，六十四卦由八卦组成，其中阴阳卦象既相对待又相交合，如乾坤合而为泰否，坎离合而为既济未济，相反又相因。相反相因是现象世界运动变化的基本规律。"交轮几"是方氏象学之学的特有命题。对立面的交合和渗透称为"交"，对立面的相互转化称为"轮"，包括消息盈虚、动静往来、相互推移的循环过程。事物运动变化的先兆或开端谓之"几"。方氏将"交""轮""几"三者统一起来，以对立面的相交和推移来说明事物运动变化的原因和过程。

（7）"即费知隐"说：方氏易学称有极、象数和变化的形迹为"费"，太极、所以然之理和变化之德为"隐"。费为现象，隐为本体，隐在费中，即体在用中。若认识世界的本体，必须"即费知隐"，不能脱离事物的现象去探求事物的本质。

总之，方氏以象数之学为基础的易学体系，对气论哲学的发展做出了重大的贡献，又把象数之学推向了极致。因此，方氏易学标志着宋易象数学派的终结。

（二）清代易学

1. 清代易学的主要特征　清代虽然只有两百多年的历史，但在我国易学史上却占有极为重要的地位。在清代以前的易学研究中，以汉易和宋易两大家影响最大，清代的易学家则以敢于争鸣的学风和丰富的易学著作，成为我国汉、宋及诸家易学的集大成者，尤其是对几将泯灭的汉易的发掘和整理，更是功垂后人，永存易史。

（1）清代汉学与易学：汉学是指在汉代经学中注重训诂考据之学。清代乾隆、嘉庆年间的学者崇尚其风，形成了与宋学（主要指宋儒理学）相对的乾嘉学派，也称为"汉学"。清代汉学治学严谨，对文字训诂、古籍整理、辑佚辨伪、考据注释等有较大贡献，但有泥古、烦琐及脱离实际之流弊。清代汉学，又称"朴学"。汉学重考据而宋学重义理，清代汉学家不满意宋学以义理解经的学风，而推崇汉代经师注释古籍的传统，从而形成了清代汉学研究的汉宋之争。汉学的兴盛和流行，对清代易学研究产生了深刻的影响，其总的倾向是从宋易对《周易》经传义理的阐发，转向汉易的解说或依汉易的学风重新注解《周易》经传。总之，在乾嘉汉学兴盛时期，易学研究走上了对汉易象数之学的阐发以及对《周易》经传文字和文献考证的道路。清代汉学家在易学文献继承和整理方面做出了许多贡献，但对易学哲学却少有新的建树。清代汉学家对易学贡献突出者有王夫之、惠栋、张惠高和焦循等，其中以王夫之为代表人物。本节主要介绍王夫之的易学。

（2）王夫之的易学：王夫之是明末清初著名的经学大师和思想家。其学识渊博，著作甚丰，尤以易学著述为最。他站在义理学派特别是气学派的立场，继承了气本体论的传统，对气的内涵、性质和功能等方面进行了全面、深入的分析，批判和纠正了以往气论的偏差和谬误，对宋明以来的易学及其哲学进行了总结，把气本体论哲学以及传统哲学对气范畴的认识推向了一个新高度。其易学哲学主要有以下几方面的学术观点。

① "气为氤氲之本体"说：王夫之认为气是宇宙间唯一的物质存在，"天人之蕴，一气而已"，"盖言心，言性，言天，言理，俱必在气上说，若无气处，则俱无也"（《读四书大全说·卷一》），"太虚即气，氤氲之本体"（《张子正蒙注·卷一》），"太虚之为体，气也，气未成象，人见其虚，充周无间者皆气也"（《张子正蒙注·卷九》）。太虚指广漠的空间，即宇宙空间，太虚即气，气为宇宙的本体，气有本体和现象之分，太虚是对气的无形本体的规定。

在王夫之的哲学体系中，与太虚相当的还有太极和太和两个范畴。他认为"阴阳者，太极所有之实也"，"合之则为太极，分之则为阴阳"，"阴阳之本体，氤氲相得，和同而化，充塞乎两间，此所谓太极也，张子谓之太和"（《周易内传·卷五》），即太极是阴阳的对立统一体，并用这种太极阴阳说明卦爻象和世界的本质。"大衍之数五十"合而未分为太极，为阳奇阴偶合一的本体，分之则为两仪、四象、八卦以至六十四卦，而每卦每爻又具有太极之全体。

王夫之发挥了张载关于太和是气的对立统一的观点，认为"天以太虚为体，而太和之氤氲充满焉"，"天无体，太和氤氲之气，为万物所资始"（《张子正蒙注，卷二》），"氤氲太和，合于一气，而阴阳之体具于中矣"，"阴阳未分，二气合一，氤氲太和之真体，非目力所及，不可得而见也"（《张子正蒙注·卷一》）。在王夫之的哲学体系中，太虚、太极、太和三者异名同实，是从不同角度对本体之气所做的限定与描述。太虚否定绝对虚无的存在，肯定万物本体及世界的物质性；太极强调本体之气是阴阳未分的统一体，以区别于具体的有形之气，又标示气的极致地位；太和则着重指出本体之气的矛盾统一具有高度的稳定性和和谐性。"合之则为太极，分之则谓之阴阳，不可强同而不相悖害，谓之太和"（《周易内传·卷五》）。如是，王氏从不同方面揭示了本体之气的特性，足见其对气的范畴分析之细致和严密。

②"阴阳者气之二体"说：王夫之的气论不仅对气范畴的内涵做了具体的规定，而且对气的性状和功能进行了深入分析。其认为"盖阴阳者，气之二体"（《张子正蒙注·卷一》），"其推行之本，则固合为一气，和而不相悖害"（《张子正蒙注·卷二》）。气是阴阳的矛盾统一体，"阴阳之实，情才各异，故其致用，功效亦殊"（《张子正蒙注·卷二》）。阴阳是气中两种不同的要素，其性质和功能存在着动静、屈伸、聚散等差异。阴阳交感、互涵、转化构成了阴阳之间复杂的矛盾运动。动静是阴阳的属性，动静统一揭示了气的运动性质，气化运动是动和静的统一，聚散是气的存在方式。"聚而成形，散而归于太虚，气犹是气也"（《张子正蒙注·卷一》），聚散在质和量上都统一于气。王夫之基于"阴阳者气之二体"说，以"乾坤并建为宗"（《周易内传·凡例》）作为解易的基本原则，认为《周易》以乾坤两卦并立为体，以六十二卦爻象变化为用。乾坤两卦相互蕴涵，相互变易于六位之中。他在《周易外传》中据"乾坤并建"说，详细地论述了乾坤两卦演变为六十二卦象的逻辑程序，既反对《易传·序卦传》的前后相生说，又反对了汉易的卦气说和邵雍的先天卦序说，以阴阳二气的对立统一体建立了气学派的本体论体系。

③"天下唯器""无其气则无其道"说：王夫之反对宋明理学唯心主义道本

器末的"道器"论，认为"天下唯器而已。道者器之道，器者不可谓道之器"，"无其器则无其道"（《周易外传·卷三》），即道是第一性的，道依附于器。"道以阴阳为体，阴阳以道为体，交与为体，终无有虚悬孤致之道"，"道不行则阴阳废，阴阳不具而道亦废"（《周易外传·卷三》），"两间皆阴阳，两间皆道"（《周易外传·卷五》），即阴阳之气是道的内容，道是阴阳矛盾统一的概括，二者相即而不相离。王夫之认为道有两层含义，一是指本体之道，即气，二是指物所具有的规律。他把道这种性质概括为道与阴阳相互为体。"交与为体"是其对本体与现象本质关系的深刻认识。

总之，王夫之对易学的研究剥去了历者学者赋予《周易》的唯心主义、神秘主义的外衣，把《周易》中所包含的合理的思想成分置于唯物主义的基石上，既批判了汉易、玄学派、图书学派和邵雍数学派的易学哲学，又批判了程朱理学和陆王心学的易学观点，以及佛道二家的世界观和人生观，是对宋明以来的易学哲学做的一次大总结，即以宋明易学中气学派的易学为核心，吸收各家合理的思想，建立起气本论的易学哲学体系，把中国朴素的唯物主义和辩证法思想传统推进到一个新的水平，对中国易学哲学和理论思维的发展做出了卓越贡献。王夫之易学标志着中国易学哲学发展的高峰，也意味着宋明道学的终结。

二、明清医家对易学的应用

（一）李时珍的《本草纲目》

李时珍是我国著名的医药学家，他所撰写的《本草纲目》是对十六世纪以前我国药物学的总结，其言"上自坟典，下及传奇，凡有相关，靡不备采……实性理之精微，格物之通典"，是一部百科全书式的科学巨著，被译成多种文字而传播于全世界，为中国医药学做出了重大贡献。在《本草纲目》中，李时珍运用八卦取象，分析生物的特征和药物的特性，运用《周易》的哲学原理，分析药理以及处方遣药的原则，把易理与医理密切结合起来，如下。

1. 卦象与药性　李时珍用八卦取象分析法来说明各种药物的特性，尤其是对水、火、土三类药物与生命关系的论述，颇有独到见地。李时珍认为八卦之中，离卦（☲）为火，坎卦（☵）为水，坤卦（☷）为地（土），对维持人体的生命活动极为重要。其《本草纲目》的学术体系便以水、火、土三卷为开端，每卷的导言论述水、火、土对生命的意义，渗透着八卦取象的思想。

在水部，他说："水者，坎之象也。其文横则为（☵），纵则为（☵）。其体纯阴，其用纯阳。上则为雨露雪霜，下则为海河井泉。流止寒温，气之所钟既异；甘淡咸苦，味之所入不同。""水为万化之源，土为万物之母。饮资于水，食资于土。饮食者，人之命脉也，而营卫赖之。"故曰："水去则营竭，谷去则卫亡。然则水之性味，尤慎疾卫生者之所当潜心也。"（《本草纲目·水部目录》）"坎水为阴，离火为阳"，以乾为父，坤为母，离为中女，坎为中男，男为阳，女为阴。

在火部，他说："水火所以养民，而民赖以生者也。本草医方皆知辨水而不知辨火，诚缺文哉。火者，南方之行，其文横（☲）则三卦，直则为火字，炎上之象也。""其气行于天，藏于地，而用于人。""古圣先王之于火政，天人之间，用心亦切矣，而后世慢之何哉？"（《本草纲目·火部目录》）李时珍对火特别重视，火为五行之一，离卦为火。金元四家倡五行尊火理论，李时珍亦强调火对生命的重要性。

在土部，他说："土者，五行之主，坤（☷）之体也……是以禹贡辨九州之土色，周官辨十有二壤之土性。盖其为德，至柔而刚，至静有常，兼五行生万物而不与其能。坤之德其至矣哉。在人则脾胃应之。故诸土入药，皆取其裨助戊己之功。"（《本草纲目·土部目录》）李时珍将五行学说关于土的规定和《周易》关于坤的论说结合起来，说明土类药对裨助脾胃的作用。

李时珍用八卦卦象表分析水、火、土的性质，说明药物的特性及其在生命活动中的意义，虽有牵强之嫌，但却鲜明地反映出易学的思维方式对他学术思想的影响。

李时珍运用八卦卦象，结合阴阳五行学说，分析药物的性质和作用，以对丹砂和甘草的分析而别开生面。以丹砂为例，他说："丹砂生于炎方，禀离火之气而成，体阳而性阴，故外显丹色而内含真汞。其气不热而寒，离中有阴也；其味不苦而甘，火中有土也。""是以同远志、龙骨之类则养心气；同当归、丹参之类则养心血；同枸杞、地黄之类则养肾；同厚朴、川椒之类则养脾；同南星、川乌之类则祛风。可以明目，可以安胎，可以解毒，可以发汗，随佐使而见功，无所往而不可。"（《本草纲目·丹砂·发明》）"禀离火之气"为丹砂的主要特性。"离中有阴""火中有土"为丹砂的气味特征。由于丹砂具有上述特征，故其配伍灵活多变，可以发挥不同的功效。

总之，李时珍运用卦象分析方法，以经卦卦象为准，只用动物卦象而不用植物、矿物卦象，且多采用卦象与五行相结合的分析方法，尽管多牵强而不可取，但毕竟反映出易学取象思维方式的痕迹。

2. 易理与医理　李时珍在《本草纲目》中创造性地运用了《周易》朴素的辩证法思想，如整体观、变易观、阴阳观等，现以变易观为例进行阐述。《易传》谓："化而裁之存乎变，推而行之存乎通。""易之为书也，不可远。为道也屡迁，变动不居，周流六虚，上下无常，刚柔相易，不可为典要，唯变所适。"（《易传·系辞下传》）变易是《周易》的基本思想，执常应变是变易的基本精神，常变是易学哲学的基本范畴之一。"动静有常，刚柔断矣"（《易传·系辞上传》），"天地之道，恒久而已也……观其所恒，而天地万物之情可见矣"（《易传·下经·恒》）。"常"是指事物发展的一般规律，意味着必然性或原则性；"变"是指事物发展变化的特殊表现，意味着偶然性或或然性。执常应变是变与常的辩证统一。李时珍在《周易》变易哲理的指导下，强调辨证论治、处方遣药必须坚持"执常应变"的原则。就药而言，性味为经，因有定则，此为其常；但药物配伍千变万化，经过配伍成方，其整体效用就会随之而变，即使是同一方剂，经过增减化裁，也会产生不同的功效，此为其变。故曰："甘缓、酸收、苦燥、辛散、咸软、淡渗，五味之本性，一定而不变者也。其或补或泻，则因五脏四时而迭相施用者也。温、凉、寒、热，四气之本性也，其于五脏补泻，亦迭相施用也。"（《本草纲目·序例·五脏五味补泻》）辨证论治也必须正确处理常与变的关系。如逆者正治、从者反治，一从一逆，一反一正，深刻地揭示了疾病与方药之间的常变关系。正治为其常，反治为其变。故曰："虽然岁有四时，病有四时，或春得秋病，夏得冬病，神而明之，机而行之，变通权宜，又不可泥一也。"（《本草纲目·序例·四时用药例》）总之，"病当别论"，"理当别论"，治病应知常理而达权变。李时珍不仅对中医药学特别是药学研究做出了重大贡献，而且在医易会通方面也为后世留下了宝贵财富。

（二）张介宾的医易相通论

张介宾，字公卿，号景岳，著有《类经》《类经图翼》《类经附翼》《景岳全书》等。他崇尚《黄帝内经》，精研易理，无论是理论研究，还是辨证施治，无不讲究易理，提出"医易相通"论，认为"易具医之理，医得易之用"，"医易相通，理无二致"，《易》之为书，一言一字，皆藏医学之指南，一象一爻，皆寓尊生之心鉴"，"天之变化，观《易》可见，人之情状，于象可验，病之阴阳有法可按"（《类经附翼·医易义》）。张介宾将医易会通说发挥到了极致。诚如叶秉敬所云："余所序者，谓其注《黄帝内经》而并著医易。世之能注《易》者，不出于程、朱，能注《黄帝内经》者，不出于秦越人、王太仆。景岳一人，却并程、朱、秦、王之四人合为一人，而直接羲黄之脉于千古之上，恐非程、朱、秦、王所能驾也。"（《类经·序》）张氏医易相通论的主要学术观点如下。

1. 天人一理说 天人一理是医易相通的根据，而一阴一阳之道则是医易相通的纲领。其谓："天地之道，以阴阳二气而造化万物；人生之理，以阴阳二气长养百骸。易者，易也，具阴阳动静之妙；医者，意也，会阴阳消长之机。"虽阴阳已备于《黄帝内经》，而变化莫大乎《周易》。故曰："天人一理者，一此阴阳也；医易同原者，同此变化也。岂非医易相通，理无二致，可以医而不知易乎？""人生……禀二五之精，为万物之灵，得天地之中和，参乾坤之化育，四象应天，四体应地，天地之合辟，即吾身之呼吸也，昼夜之潮汐，即吾身之脉息也，天之北辰为群动之本，人之一心为全体之君也……天之气，即人之气；人之体，即天之体。"（《类经附翼·医易义》）

2. 一分为二说 张氏谓："太虚之初，廓然无象，自无而有，生化肇焉。化生于一，是名太极。""易道无穷，而万生于一，一分为二，二分为四，四分为八，八分为十六，自十六而三十二，三十二而六十四，以至三百八十四爻，万有一千五百二十策，而交感之妙，化生之机，万物之数，皆从此出矣。""所谓一者，易有太极也。""所谓一分为二者，是生两仪也。太极动而生阳，静而生阴；天生于动，地生于静；阳为阴之偶，阴为阳之基。以体而言为天地，以用而言为乾坤，以道而言为阴阳。一动一静，互为其根，分阴分阳，两仪立焉。""所谓二分为四者，两仪生四象也。谓动之始则阳生，动之极则阴生，静之始则柔生，静之极则刚生。太少阴阳，为天四象；太少刚柔，为地四体，耳目口鼻以应天，血气肉骨以应地。""所谓四分为八者，四象生八卦也……伏羲八卦，分阴阳之体象；文王八卦，明五行之精微。医而明此，方知阴阳之中复有阴阳，刚柔之中复有刚柔，而其对待之体，消息之机，交感之妙，错综之义，昭乎已备；则凡人之性理神机，形情病治，可因之以得其纲领，而会通变化多矣。"（《类经附翼·医易义》）其认为一切事物和现象都包含着既对立又统一的两方面，都是矛盾的统一。所以，张介宾说："阴阳者，一分为二也"（《类经·阴阳类》）。

3. **阳非有余，阴亦常不足论** 张氏反对朱丹溪的阳有余阴不足论，认为阳非有余，阴亦常不足，主张慎用寒凉和攻伐之剂，而峻补真阳。他利用易理论证了这种阳为阴主和扶阳抑阴的学术思想。其谓："天地之大德曰生。夫生也者，阳也，奇也，一也，丹也。易有万象，而欲以一字统之者，曰阳而已矣；生死事大，而欲以一字蔽之者，亦曰阳而已矣。虽曰阳为阴偶而乾阳健运，阴为阳基而坤静常宁，然坤之所以得宁者，何莫非乾阳之所为？故曰如艮其止，止是静，所以止之便是动。是以阴性虽狡，未尝不听命乎阳，而因其强弱以为进退也。""日中则昃，月盈则亏，亦象夫阳一而阴二，反觉阴多于阳……故圣人作易，至于消长之际，淑慝之分，则未尝不致其扶阳抑阴之意。非故恶夫阴也，亦畏其败坏阳德，而戕伐乎乾坤之生意耳。"（《类经附翼·医易义》）

4. **方圆合一论** 他应用《易传》常变统一的思想，遵从"蓍之德圆而神，卦之德方以知"之理，主张立法处方既要遵守一定的原则，又要因时因人因地制宜，具体分析，灵活掌握。方指原则性，圆指灵活性。"药不执方，合宜而用，此方之不必有也。方以立法，法以制宜，此方之不可无也……然用方之意，则犹有说焉，夫意贵圆通，用嫌执滞，则其要也"，"执持中不可无圆活也，圆活宜从三思，执持须有定见，既能执持，又能圆活，其能方能圆之人乎"（《景岳全书·新方八略》）。能方能圆，方圆统一，方为高明的医生。

5. **卦象与形体藏象** 张氏以卦象说明形体，如"以形体言之，则乾为首，阳尊居上也；坤为腹，阴广容物也；坎为耳，阳聪于内也；离为目，阳明在外也；兑为口，拆开于上也；巽为股，两垂而下也；艮为手，阳居于前也；震为足，刚动于下也"，"以藏象言之，则自初六至上六为阴为脏，初六次命门，六二次肾，六三次肝，六四次脾，六五次心，上六次肺；初九至上九为阳为腑，初九当膀胱，九二当大肠，九三当小肠，九四当胆，九五当胃，上九当三焦。知乎此，而脏腑之阴阳，内景之高下，象在其中矣"（《类经附翼·医易义》）。张氏又援引太极和坎卦阐释肾与命门的关系及其生理功能，其谓"合而言之，则命门象极，为消长之枢纽，左主升而右主降，前主阴而后主阳。故水象外暗而内明，坎卦内奇而外偶。肾两者，坎外之偶也；命门一者，坎中之奇也。一以统两，两以包一，是命门总主乎两肾，而两肾皆属于命门。故命门者，为水火之府，为阴阳之宅，为精气之海，为死生之窦"（《类经附翼·三焦包络命门辩》）。张氏以坎卦上下阴爻象两肾，中间阳爻象命门，认为命门为人身之太极，统两肾如太极生两仪，从而说明命门的位置和功能，以及命门与肾的关系。

（三）唐宗海以易解医

唐宗海，字容川，清代著名医家，主张中西汇通，著有《中西汇通医书五种》《医易通说》《医易评解》等，提倡引易理以说明医理。

1. 以八卦解释人体 其谓"乾，天也，阳也，首居上法天，鼻通呼吸以受生气，人与天相通，全在于鼻，三阳经皆聚于头"，"坤为腹，三阴经皆会于腹……乾为首而统皮毛，坤为腹而主肌肉，二者相连，如地配天。震卦一阳在下，人身阳气自下而生"（《医易通说·人身八卦》）。唐氏还以八卦划分胎儿的发育过程，如"推衍八卦之序，而知人之初胎在母腹中，第一月，只是一点元阳之气，以应乾一，有气即有液；第二月，气又化液，以应兑二，主泽液；第三月，气泽合化为热，以应离三；第四月，振振而动，以应震四，既震动则有呼吸，象风气；第五月，子随母气有呼吸，以应巽五；第六月，胎水始盛，以应坎六；第七月，子之肠胃已具，以应艮七，主中土；第八月，肌肉皆成，以应坤八，形体俱全"（《医易通说·先天八卦》）。

2. 坎离既济与心肾相交 其谓"日者离之精，水者坎之气，化生人物，全赖水火。盖乾南坤北，交而变为坎离，所以后天功用全在水火，人身心配离火，肾配坎水"，"离为火，在天为日，在地为火，互相资生"（《医易通说·重卦》），"心为离卦，阳中含阴，其中之阴爻，盖即肾经之坎水，以上济心火者也"（《六经方证中西通解》），从而阐发了肾水含阳，心火寓阴，坎离既济，是心肾相交的内在根据。

明清之际，除李时珍、张介宾、唐容川之外，还有赵献可、方以智、吴塘等对医易会通也都做出了重要贡献。

参考文献

［1］陈梦雷.周易浅述［M］.上海：上海古籍出版社，1987.

［2］朱熹.周易本义［M］.上海：上海古籍出版社，1987.

［3］孔颖达.周易正义［M］.北京：中华书局，1983.

［4］朱伯崑.周易知识通览［M］.济南：齐鲁书社，1993.

［5］刘大钧.周易概论［M］.济南：齐鲁书社，1988.

［6］高亨.周易大传今注［M］.济南：齐鲁书社，1981.

［7］李镜池.周易通议［M］.北京：中华书局，1979.

［8］王夫之.周易外传［M］.北京：中华书局，1977.

［9］金景芳，吕绍纲.周易全解［M］.长春：吉林大学出版社，1989.

［10］张善文.周易辞典［M］.上海：上海古籍出版社，1998.

［11］李浚川，萧汉明.医易会通精义［M］.北京：人民卫生出版社，1991.

［12］杨力.周易与中医学［M］.北京：北京科学技术出版社，1989.

［13］张岱年.中国古黄哲学概念范畴要论［M］.北京：中国社会科学出版社，1987.

［14］庞林.一分为三——中国传统思想考释［M］.深圳：海天出版社，1995.

［15］马振铎，徐远和，郑家栋.儒家文明［M］.北京：中国社会科学出版社，1999.

［16］胡孚琛，吕锡琛.道学通论［M］.北京：社会科学文献出版社，1999.

［17］汤一介.关于建立《周易》解释学问题的探讨［J］.周易研究，1999，（4）：2-5.

［18］杜保瑞.《易传》中的基本哲学问题［J］.周易研究，1999，（4）：14-24.

［19］金晟焕.阴阳五行说与中国古代天命观的演变——兼论阴阳五行说对易学发展的影响［J］.周易研究，1999，（3）：37-48.

［20］黄宝先.试论《易传》的基本哲学范畴［J］.周易研究，1998，（2）：8-14.

［21］王树人，喻柏林.《周易》的"象思维"及其现代意义［J］.周易研究，1998，（1）：1-8.

[22] 唐明邦.象数思维管窥 [J].周易研究, 1998, （4）: 52-57.

[23] 施忠连, 李廷祐.论《周易》的生命哲学 [J].周易研究, 1998, （4）: 58-61.

[24] 王新陆.《易》医关系论 [J].周易研究, 1999, （4）: 79-85.

[25] 徐仪明.宋明医易学散论 [J].周易研究, 1997, （3）: 76-82.

[26] 刘玉建.五行说与京房易学 [J].周易研究, 1996, （4）: 1-11.

[27] 蒙培元.天·地·人——谈《易传》的生态哲学 [J].周易研究, 2000, （1）: 9-17.

《周易》

上 经

1. ☰（乾上乾下）乾 元，亨，利，贞。

初九 潜龙，勿用。

九二 见龙在田，利见大人。

九三 君子终日乾乾，夕惕若厉，无咎。

九四 或跃在渊，无咎。

九五 飞龙在天，利见大人。

上九 亢龙，有悔。

用九 见群龙无首，吉。

《彖》曰：大哉乾元，万物资始，乃统天。云行雨施，品物流形。大明终始，六位时成。时乘六龙以御天。乾道变化，各正性命。保合大和，乃利贞。首出庶物，万国咸宁。

《象》曰：天行健，君子以自强不息。"潜龙勿用"，阳在下也。"见龙在田"，德施普也。"终日乾乾"，反复道也。"或跃在渊"，进无咎也。"飞龙在天"，大人造也。"亢龙有悔"，盈不可久也。"用九"，天德不可为首也。

《文言》曰："元"者，善之长也。"亨"者，嘉之会也。"利"者，义之和也。"贞"者，事之干也。君子体仁足以长人，嘉会足以合礼，利物足以和义，贞固足以干事。君子行此四德者，故曰"乾：元、亨、利、贞"。

初九曰"潜龙勿用"，何谓也？子曰："龙，德而隐者也。不易乎世，不成乎名，遁世无闷，不见是而无闷。乐则行之，忧则违之，确乎其不可拔，'潜龙'也。"

九二曰"见龙在田，利见大人"，何谓也？子曰："龙德而正中者也。庸言之信，庸行之谨，闲邪存其诚，善世而不伐，德博而化。《易》曰：'见龙在田，利见大人'，君德也。"

九三曰"君子终日乾乾，夕惕若厉，无咎"，何谓也？子曰："君子进德修业。忠信，所以进德也。修辞立其诚，所以居业也。知至至之，可与言几也。知终终之，可与存义也。是故居上位而不骄，在下位而不忧，故乾乾因其时而惕，虽危无咎矣。"

九四曰"或跃在渊，无咎"，何谓也？子曰："上下无常，非为邪也。进退无恒，非离群也。君子进德修业，欲及时也，故无咎。"

九五曰"飞龙在天，利见大人"，何谓也？子曰："同声相应，同气相求；水流湿，火就燥；云从龙，风从虎；圣人作而万物睹；本乎天者亲上，本乎地者亲下，则各从其类也。"

上九曰"亢龙有悔"，何谓也？子曰："贵而无位，高而无民，贤人在下位而无辅，是以动而'有悔'也。"

"潜龙勿用"，下也。"见龙在田"，时舍也。"终日乾乾"，行事也。"或跃在渊"，自试也。"飞龙在天"，上治也。"亢龙有悔"，穷之灾也。乾元"用九"，天下治也。

"潜龙勿用"，阳气潜藏。"见龙在田"，天下文明。"终日乾乾"，与时偕行。"或跃在渊"，乾道乃革。"飞龙在天"，乃位乎天德。"亢龙有悔"，与时偕极。"乾元用九"，乃见天则。

《乾》"元"者，始而亨者也。"利贞"者，性情也。《乾》始能以美利利天下，不言所利，大矣哉！大哉乾乎！刚健中正，纯粹精也。六爻发挥，旁通情也。"时乘六龙"，以御天也。"云行雨施"，天下平也。

君子以成德为行，日可见之行也。"潜"之为言也，隐而未见，行而未成，是以君子"弗用"也。君子学以聚之，问以辩之，宽以居之，仁以行之。《易》曰："见龙在田，利见大人"，君德也。

九三，重刚而不中，上不在天，下不在田，故乾乾因其时而惕，虽危无咎矣。

九四，重刚而不中，上不在天，下不在田，中不在人，故"或"之。"或"之者，疑之也，故"无咎"。

夫"大人"者，与天地合其德，与日月合其明，与四时合其序，与鬼神合其吉凶。先天而天弗违，后天而奉天时。天且弗违，而况于人乎？况于鬼神乎？

"亢"之为言也，知进而不知退，知存而不知亡，知得而不知丧。其唯圣人乎？知进退存亡而不失其正者，其唯圣人乎！

2. ䷁（坤上坤下）坤 元，亨。利牝马之贞。君子有攸往，先迷；后得主，利。西南得朋，东北丧朋。安贞吉。

《彖》曰：至哉坤元，万物资生，乃顺承天。坤厚载物，德合无疆。含弘光大，品物咸亨。牝马地类，行地无疆，柔顺利贞。君子攸行，先迷失道，后顺得常。西南得朋，乃与类行。东北丧朋，乃终有庆。安贞之吉，应地无疆。

《象》曰：地势坤。君子以厚德载物。

初六　履霜，坚冰至。

《象》曰："履霜坚冰"，阴始凝也，驯致其道，至坚冰也。

六二　直方大，不习，无不利。

《象》曰：六二之动，直以方也。不习，无不利，地道光也。

六三　含章可贞，或从王事，无成有终。

《象》曰："含章可贞"，以时发也。"或从王事"，知光大也。

六四　括囊，无咎无誉。

《象》曰："括囊无咎"，慎不害也。

六五　黄裳元吉。

《象》曰："黄裳元吉"，文在中也。

上六　龙战于野，其血玄黄。

《象》曰："龙战于野"，其道穷也。

用六　利永贞。

《象》曰：用六"永贞"，以大终也。

《文言》曰：坤，至柔而动也刚，至静而德方，后得主而有常，含万物而化光。坤道其顺乎，承天而时行。

积善之家必有余庆，积不善之家必有余殃。臣弑其君，子弑其父，非一朝一夕之故，其所由来者渐矣，由辩之不早辩也。《易》曰"履霜，坚冰至"，盖言顺也。

"直"其正也，"方"其义也。君子敬以直内，义以方外，敬义立而德不孤。"直、方、大，不习无不利"，则不疑其所行也。

阴虽有美，"含"之以从王事，弗敢成也。地道也，妻道也，臣道也，地道无成而代有终也。

天地变化，草木蕃。天地闭，贤人隐。《易》曰："括囊，无咎无誉"，盖言谨也。

君子黄中通理，正位居体，美在其中，而畅于四支，发于事业，美之至也。

阴疑于阳必战，为其嫌于无阳也，故称"龙"焉。犹未离其类也，故称"血"焉。夫玄黄者，天地之杂也，天玄而地黄。

3. ䷂（震下坎上）屯　元，亨，利、贞。勿用有攸往。利建侯。

《彖》曰：屯，刚柔始交而难生，动乎险中，大亨贞。雷雨之动满盈，天造草昧。宜建侯而不宁。

《象》曰：云雷，屯。君子以经纶。

初九　磐桓，利居贞，利建侯。

《象》曰：虽磐桓，志行正也。以贵下贱，大得民也。

六二　屯如邅如，乘马班如。匪寇婚媾。女子贞不字，十年乃字。

《象》曰：六二之难，乘刚也。十年乃字，反常也。

六三　即鹿无虞。惟入于林中，君子几，不如舍，往吝。

《象》曰："即鹿无虞"，以从禽也。君子舍之，往吝穷也。

六四　乘马班如，求婚媾，往吉，无不利。

《象》曰：求而往，明也。

九五　屯其膏，小，贞吉；大，贞凶。

《象》曰："屯其膏"，施未光也。

上六　乘马班如，泣血涟如。

《象》曰："泣血涟如"，何可长也？

4. ䷃（坎下艮上）蒙　亨。匪我求童蒙，童蒙求我。初筮告，再三渎，渎则不告。利贞。

《彖》曰：蒙，山下有险，险而止，蒙。蒙亨，以亨行时中也。"匪我求童蒙，童蒙求我"，志应也。"初筮告"，以刚中也。"再三渎，渎则不告"，渎蒙也。蒙以养正，圣功也。

《象》曰：山下出泉，蒙。君子以果行育德。

初六　发蒙，利用刑人，用说桎梏，以往吝。

《象》曰："利用刑人"，以正法也。

九二　包蒙，吉。纳妇，吉。子克家。

《象》曰："子克家"，刚柔接也。

六三　勿用取女，见金夫，不有躬，无攸利。

《象》曰："勿用取女"，行不顺也。

六四　困蒙，吝。

《象》曰："困蒙"之"吝"，独远实也。

六五　童蒙吉。

《象》曰："童蒙"之"吉"，顺以巽也。

上九　击蒙，不利为寇，利御寇。

《象》曰："利用御寇"，上下顺也。

5. ䷄（乾下坎上）需　有孚，光亨。贞吉，利涉大川。

《彖》曰："需"，须也。险在前也。刚健而不陷，其义不困穷矣。"需，有孚，光亨，贞吉"，位乎天位，以正中也。"利涉大川"，往有功也。

《象》曰：云上于天，需。君子以饮食宴乐。

初九　需于郊，利用恒，无咎。

《象》曰："需于郊"，不犯难行也。"利用恒无咎"，未失常也。

九二　需于沙，小有言，终吉。

《象》曰："需于沙"，衍在中也。虽小有言，以终吉也。

九三　需于泥，致寇至。

《象》曰："需于泥"，灾在外也。自我致寇，敬慎不败也。

六四　需于血，出自穴。

《象》曰："需于血"，顺以听也。

九五　需于酒食，贞吉。

《象》曰："酒食贞吉"，以中正也。

上六　入于穴，有不速之客三人来，敬之终吉。

《象》曰："不速之客来，敬之终吉"，虽不当位，未大失也。

6. ䷅（坎下乾上）讼　有孚窒惕，中吉，终凶。利见大人，不利涉大川。

《彖》曰：讼，上刚下险，险而健，讼。"讼有孚窒惕，中吉"，刚来而得中也。"终凶"，讼不可成也。"利见大人"，尚中正也。"不利涉大川"，入于渊也。

《象》曰：天与水违行，讼。君子以作事谋始。

初六　不永所事，小有言，终吉。

《象》曰："不永所事"，讼不可长也。虽"小有言"，其辩明也。

九二　不克讼，归而逋。其邑人三百户，无眚。

《象》曰："不克讼"，归逋，窜也。自下讼上，患至掇也。

六三　食旧德，贞厉，终吉。或从王事，无成。

《象》曰："食旧德"，从上"吉"也。

九四　不克讼，复即命渝。安贞吉。

《象》曰："复即命渝"安贞不失也。

九五　讼，元吉。

《象》曰："讼，元吉"，以中正也。

上九　或锡之鞶带，终朝三褫之。

《象》曰：以讼受服，亦不足敬也。

7. ䷆（坎下坤上）师　贞，丈人吉，无咎。

《彖》曰：师，众也。贞，正也。能以众正，可以王矣。刚中而应，行险而顺，以此毒天下而民从之，吉又何咎矣？

《象》曰：地中有水，师。君子以容民畜众。

初六　师出以律，否臧凶。

《象》曰："师出以律"，失律凶也。

九二　在师中吉，无咎。王三锡命。

《象》曰："在师中吉"，承天宠也。"王三锡命"，怀万邦也。

六三　师或舆尸，凶。

《象》曰："师或舆尸"，大无功也。

六四　师左次，无咎。

《象》曰："左次无咎"，未失常也。

六五　田有禽。利执言，无咎。长子帅师，弟子舆尸，贞凶。

《象》曰："长子帅师"，以中行也。"弟子舆尸"，使不当也。

上六　大君有命，开国承家，小人勿用。

《象》曰："大君有命"，以正功也。"小人勿用"，必乱邦也。

**8.　☷☵（坤下坎上）比　**吉。原筮，元永贞，无咎。不宁方来，后夫凶。

《象》曰：比，吉也。比，辅也，下顺从也。"原筮，元永贞，无咎"，以刚中也。"不宁方来"，上下应也。"后夫凶"，其道穷也。

《象》曰：地上有水，比。先王以建万国，亲诸侯。

初六　有孚比之，无咎。有孚盈缶，终来有它，吉。

《象》曰：比之初六，有它吉也。

六二　比之自内，贞吉。

《象》曰："比之自内"，不自失也。

六三　比之匪人。

《象》曰："比之匪人"，不亦伤乎。

六四　外比之，贞吉。

《象》曰：外比于贤，以从上也。

九五　显比。王用三驱，失前禽，邑人不诫，吉。

《象》曰："显比"之吉，位正中也。舍逆取顺，"失前禽"也。"邑人不诫"，上使中也。

上六　比之无首，凶。

《象》曰："比之无首"，无所终也。

9. ䷈（乾下巽上）小畜　亨。密云不雨，自我西郊。

《彖》曰："小畜"，柔得位而上下应之，曰小畜。健而巽，刚中而志行，乃亨。"密云不雨"，尚往也。"自我西郊"，施未行也。

《象》曰：风行天上，小畜。君子以懿文德。

初九　复自道，何其咎？吉。

《象》曰："复自道"，其义"吉"也。

九二　牵复，吉。

《象》曰：牵复在中，亦不自失也。

九三　舆说辐，夫妻反目。

《象》曰："夫妻反目"，不能正室也。

六四　有孚，血去惕出。无咎。

《象》曰："有孚惕出"，上合志也。

九五　有孚挛如，富以其邻。

《象》曰："有孚挛如"，不独富也。

上九　既雨既处，尚德载。妇贞厉，月几望；君子征凶。

《象》曰："既雨既处"，德积载也。"君子征凶"，有所疑也。

10. ䷉（兑下乾上）履　履虎尾，不咥人，亨。

《彖》曰："履"，柔履刚也。说而应乎乾，是以"履虎尾，不咥人"。"亨"，刚中正，履帝位而不疚，光明也。

《象》曰：上天下泽，"履"。君子以辩上下，定民志。

初九　素履往，无咎。

《象》曰："素履之往"，独行愿也。

九二　履道坦坦，幽人贞吉。

《象》曰："幽人贞吉"，中不自乱也。

六三　眇能视，跛能履。履虎尾，咥人，凶。武人为于大君。

《象》曰："眇能视"，不足以有明也。"跛能履"，不足以与行也。"咥人之凶"，位不当也。"武人为于大君"，志刚也。

九四　履虎尾，愬愬，终吉。

《象》曰："愬愬终吉"，志行也。

九五　夬履，贞厉。

《象》曰："夬履贞厉"，位正当也。

上九　视履考祥，其旋元吉。

《象》曰：元吉在上，大有庆也。

11. ☷（乾下坤上）泰　小往大来，吉，亨。

《彖》曰："泰，小往大来，吉，亨"，则是天地交而万物通也，下上交而其志同也。内阳而外阴，内健而外顺，内君子而外小人。君子道长，小人道消也。

《象》曰：天地交，泰。后以财成天地之道，辅相天地之宜，以左右民。

初九　拔茅茹，以其汇。征吉。

《象》曰："拔茅征吉"，志在外也。

九二　包荒，用冯河，不遐遗。朋亡，得尚于中行。

《象》曰："包荒，得尚于中行"，以光大也。

九三　无平不陂，无往不复。艰贞无咎。勿恤其孚，于食有福。

《象》曰："无往不复"，天地际也。

六四　翩翩，不富以其邻，不戒以孚。

《象》曰："翩翩不富"，皆失实也。"不戒以孚"，中心愿也。

六五　帝乙归妹，以祉元吉。

《象》曰："以祉元吉"，中以行愿也。

上六　城复于隍，勿用师，自邑告命。贞吝。

《象》曰："城复于隍"，其命乱也。

12. ☰（坤下乾上）否　否之匪人，不利君子贞，大往小来。

《彖》曰："否之匪人，不利君子贞，大往小来"，则是天地不交而万物不通也，上下不交而天下无邦也。内阴而外阳，内柔而外刚，内小人而外君子，小人道长，君子道消也。

《象》曰：天地不交，"否"。君子以俭德辟难，不可荣以禄。

初六　拔茅茹以其汇。贞吉，亨。

《象》曰："拔茅贞吉"，志在君也。

六二　包承，小人吉，大人否，亨。

《象》曰："大人否，亨"，不乱群也。

六三　包羞。

《象》曰："包羞"，位不当也。

九四　有命无咎，畴离祉。

《象》曰："有命无咎"，志行也。

九五　休否，大人吉。其亡其亡，系于苞桑。

《象》曰：大人之吉，位正当也。

上九　倾否，先否后喜。

《象》曰：否终则倾，何可长也？

13. ☰（离下乾上）同人　同人于野，亨。利涉大川。利君子贞。

《象》曰：同人，柔得位得中而应乎乾，曰"同人"。同人曰："同人于野，亨，利涉大川。"乾行也。文明以健，中正而应，君子正也。唯君子为能通天下之志。

《象》曰：天与火，同人。君子以类族辨物。

初九　同人于门，无咎。

《象》曰：出门同人，又谁咎也？

六二　同人于宗，吝。

《象》曰："同人于宗"，"吝"道也。

九三　伏戎于莽，升其高陵，三岁不兴。

《象》曰："伏戎于莽"，敌刚也。"三岁不兴"，安行也。

九四　乘其墉，弗克攻，吉。

《象》曰："乘其墉"，义弗克也。其"吉"，则困而反则也。

九五　同人先号咷而后笑，大师克，相遇。

《象》曰：同人之先，以中直也。大师相遇，言相克也。

上九　同人于郊，无悔。

《象》曰："同人于郊"，志未得也。

14. ䷍（乾下离上）大有　元亨。

《彖》曰：大有，柔得尊位大中而上下应之，曰"大有"。其德刚健而文明，应乎天而时行，是以元亨。

《象》曰：火在天上，大有。君子以遏恶扬善，顺天休命。

初九　无交害，匪咎。艰则无咎。

《象》曰：大有"初九"，无交害也。

九二　大车以载。有攸往，无咎。

《象》曰："大车以载"，积中不败也。

九三　公用亨于天子。小人弗克。

《象》曰："公用亨于天子"，小人害也。

九四　匪其尪，无咎。

《象》曰："匪其尪，无咎"，明辩晰也。

六五　厥孚交如，威如，吉。

象曰："厥孚交如"，信以发志也。"威如之吉"，易而无备也。

上九　自天祐之，吉无不利。

《象》曰：大有上吉，自天佑也。

15. ䷎（艮下坤上）谦　亨。君子有终。

《彖》曰：谦，亨。天道下济而光明，地道卑而上行。天道亏盈而益谦，地道变盈而流谦，鬼神害盈而福谦，人道恶盈而好谦。谦，尊而光，卑而不可逾，君子之终也。

《象》曰：地中有山，谦。君子以裒多益寡，称物平施。

初六　谦谦君子，用涉大川，吉。

《象》曰："谦谦君子"，卑以自牧也。

六二　鸣谦，贞吉。

《象》曰："鸣谦贞吉"，中心得也。

九三　劳谦，君子有终，吉。

《象》曰："劳谦君子"，万民服也。

六四　无不利，扨谦。

《象》曰："无不利扨谦"，不违则也。

六五　不富以其邻，利用侵伐，无不利。

《象》曰："利用侵伐"，征不服也。

上六　鸣谦。利用行师征邑国。

《象》曰："鸣谦"，志未得也。"可用行师"，征邑国也。

16. ䷏（坤下震上）豫　利建侯行师。

《彖》曰：豫，刚应而志行，顺以动，豫。豫顺以动，故天地如之，而况建侯行师乎？天地以顺动，故日月不过，而四时不忒。圣人以顺动，则刑罚清而民服，豫之时义大矣哉！

《象》曰：雷出地奋，豫。先王以作乐崇德。殷荐之上帝，以配祖考。

初六　鸣豫，凶。

《象》曰："初六鸣豫"，志穷凶也。

六二　介于石，不终日，贞吉。

《象》曰："不终日贞吉"，以中正也。

六三　盱豫，悔，迟有悔。

《象》曰："盱豫有悔"，位不当也。

九四　由豫，大有得，勿疑。朋盍簪。

《象》曰："由豫大有得"，志大行也。

六五　贞疾，恒不死。

《象》曰："六五贞疾"，乘刚也。"恒不死"，中未亡也。

上六　冥豫，成有渝，无咎。

《象》曰："冥豫"在上，何可长也？

17. ䷐（震下兑上）随　元亨，利贞，无咎。

《彖》曰：随，刚来而下柔，动而说，随。大亨贞无咎，而天下随时，随时之义大矣哉！

《象》曰：泽中有雷，随。君子以向晦入宴息。

初九　官有渝，贞吉，出门交有功。

《象》曰："官有渝"，从正吉也。"出门交有功"，不失也。

六二　系小子，失丈夫。

《象》曰："系小子"，弗兼与也。

六三　系丈夫，失小子，随有求得。利居贞。

《象》曰："系丈夫"，志舍下也。

九四　随有获，贞凶。有孚在道，以明，何咎？

《象》曰："随有获"，其义凶也。"有孚在道"，明功也。

九五　孚于嘉，吉。

《象》曰："孚于嘉吉"，位正中也。

上六　拘系之，乃从维之，王用亨于西山。

《象》曰："拘系之"，"上"穷也。

18. ䷑（巽下艮上）蛊　元亨。利涉大川，先甲三日，后甲三日。

《彖》曰：蛊，刚上而柔下，巽而止，蛊。蛊，元亨而天下治也。"利涉大川"，往有事也。"先甲三日，后甲三日"，终则有始，天行也。

《象》曰：山下有风，蛊。君子以振民育德。

初六　干父之蛊，有子，考无咎。厉，终吉。

《象》曰："干父之蛊"，意承考也。

九二　干母之蛊，不可贞。

《象》曰："干母之蛊"，得中道也。

九三　干父之蛊，小有悔，无大咎。

《象》曰："干父之蛊"，终无咎也。

六四　裕父之蛊，往见吝。

《象》曰："裕父之蛊"，往未得也。

六五　干父之蛊，用誉。

《象》曰："干父用誉"，承以德也。

上九　不事王侯，高尚其事。

《象》曰："不事王侯"，志可则也。

19. ䷒（兑下坤上）临　元亨，利贞。至于八月有凶。

《彖》曰：临，刚浸而长，说而顺，刚中而应。大亨以正，天之道也。"至于八月有凶"，消不久也。

《象》曰：泽上有地，临。君子以教思无穷，容保民无疆。

初九　咸临，贞吉。

《象》曰："咸临贞吉"，志行正也。

九二　咸临，吉，无不利。

《象》曰："咸临吉无不利"，未顺命也。

六三　甘临，无攸利；既忧之，无咎。

《象》曰："甘临"，位不当也。"既忧之"，咎不长也。

六四　至临，无咎。

《象》曰："至临无咎"，位当也。

六五　知临，大君之宜，吉。

《象》曰："大君之宜"，行中之谓也。

上六　敦临，吉，无咎。

《象》曰："敦临之吉"，志在内也。

20. ䷓（坤下巽上）观　盥而不荐，有孚颙若。

《彖》曰：大观在上，顺而巽，中正以观天下，观。"盥而不荐，有孚颙若"，下观而化也。观天之神道，而四时不忒。圣人以神道设教，而天下服矣。

《象》曰：风行地上，观。先王以省方观民设教。

初六　童观，小人无咎，君子吝。

《象》曰："初六童观"，"小人"道也。

六二　窥观，利女贞。

《象》曰："窥观女贞"，亦可丑也。

六三　观我生，进退。

《象》曰："观我生进退"，未失道也。

六四　观国之光，利用宾于王。

《象》曰："观国之光"，尚宾也。

九五　观我生，君子无咎。

《象》曰："观我生"，观民也。

上九　观其生，君子无咎。

《象》曰："观其生"，志未平也。

21. ䷔（震下离上）噬嗑　亨。利用狱。

《彖》曰：颐中有物，曰噬嗑。噬嗑而亨，刚柔分，动而明，雷电合而章。柔得中而上行，虽不当位，利用狱也。

《象》曰：电雷，噬嗑。先王以明罚敕法。

初九　屦校灭趾，无咎。

《象》曰："屦校灭趾"，不行也。

六二　噬肤灭鼻，无咎。

《象》曰："噬肤灭鼻"，乘刚也。

六三　噬腊肉遇毒，小吝，无咎。

《象》曰："遇毒"，位不当也。

九四　噬乾胏，得金矢。利艰贞，吉。

《象》曰："利艰贞吉"，未光也。

六五　噬干肉得黄金，贞厉，无咎。

《象》曰："贞厉无咎"，得当也。

上九　何校灭耳，凶。

《象》曰："何校灭耳"，聪不明也。

22. ䷕（离下艮上）贲　亨。小利有攸往。

《彖》曰：贲亨，柔来而文刚，故亨。分刚上而文柔，故小利有攸往。刚柔交错，天文也。文明以止，人文也。观乎天文，以察时变；观乎人文，以化成天下。

《象》曰：山下有火，贲。君子以明庶政，无敢折狱。

初九　贲其趾，舍车而徒。

《象》曰："舍车而徒"，义弗乘也。

六二　贲其须。

《象》曰："贲其须"，与上兴也。

九三　贲如，濡如，永贞吉。

《象》曰："永贞之吉"，终莫之陵也。

六四　贲如皤如，白马翰如。匪寇，婚媾。

《象》曰："六四"，当位疑也。"匪寇婚媾"，终无尤也。

六五　贲于丘园，束帛戋戋，吝，终吉。

《象》曰：六五之吉，有喜也。

上九　白贲，无咎。

《象》曰："白贲无咎"，上得志也。

23. ䷖（坤下艮上）剥　不利有攸往。

《彖》曰：剥，剥也，柔变刚也。"不利有攸往"，小人长也。顺而止之，观象也。君子尚消息盈虚，天行也。

《象》曰：山附于地，剥。上以厚下，安宅。

初六　剥床以足，蔑，贞凶。

《象》曰："剥床以足"，以灭下也。

六二　剥床以辨，蔑，贞凶。

《象》曰："剥床以辨"，未有与也。

六三　剥之，无咎。

《象》曰："剥之无咎"，失上下也。

六四　剥床以肤，凶。

《象》曰："剥床以肤"，切近灾也。

六五　贯鱼以宫人宠，无不利。

《象》曰："以宫人宠"，终无尤也。

上九　硕果不食，君子得舆，小人剥庐。

《象》曰："君子得舆"，民所载也。"小人剥庐"，终不可用也。

24. ䷗（震下坤上）复　亨。出入无疾，朋来无咎。反复其道，七日来复，利有攸往。

《彖》曰："复，亨"。刚反，动而以顺行，是以"出入无疾，朋来无咎"。"朋"谓阳也。"反复其道，七日来复"，天行也。"利有攸往"，刚长也。复，其见天地之心乎。

《象》曰：雷在地中，复。先王以至日闭关，商旅不行，后不省方。

初九　不远复，无祗悔，元吉。

《象》曰："不远之复"，以修身也。

六二　休复，吉。

《象》曰："休复之吉"，以下仁也。

六三　频复，厉，无咎。

《象》曰："频复之厉"，义无咎也。

六四　中行独复。

《象》曰："中行独复"，以从道也。

六五　敦复，无悔。

《象》曰："敦复无悔"，中以自考也。

上六　迷复，凶，有灾眚。用行师，终有大败。以其国君凶，至于十年不克征。

《象》曰："迷复之凶"，反君道也。

25. ䷘（震下乾上）无妄　元亨，利贞。其匪正有眚，不利有攸往。

《彖》曰：无妄，刚自外来而为主于内。动而健，刚中而应。大亨以正，天之命也。"其匪正有眚，不利有攸往"，无妄之往何之矣？天命不佑，行矣哉！

《象》曰：天下雷行，物与无妄。先王以茂对时育万物。

初九　无妄往，吉。

《象》曰："无妄之往"，得志也。

六二　不耕获，不菑畬，则利有攸往。

《象》曰："不耕获"，未富也。

六三　无妄之灾，或系之牛，行人之得，邑人之灾。

《象》曰：行人得牛，邑人灾也。

九四　可贞，无咎。

《象》曰："可贞无咎"，固有之也。

九五　无妄之疾，勿药有喜。

《象》曰："无妄之药"，不可试也。

上九　无妄行，有眚，无攸利。

《象》曰："无妄之行"，穷之灾也。

26. ䷙（乾下艮上）大畜　利贞。不家食，吉。利涉大川。

《彖》曰：大畜，刚健笃实，辉光日新。其德刚上而尚贤，能健止，大正也。"不家食吉"，养贤也。"利涉大川"，应乎天也。

《象》曰：天在山中，大畜。君子以多识前贤往行，以畜其德。

初九　有厉，利已。

《象》曰："有厉利已"，不犯灾也。

九二　舆说輹。

《象》曰："舆说輹"，中无尤也。

九三　良马逐，利艰贞。曰闲舆卫，利有攸往。

《象》曰："利有攸往"，上合志也。

六四　童牛之牿，元吉。

《象》曰："六四元吉"，有喜也。

六五　豮豕之牙，吉。

《象》曰："六五之吉"，有庆也。

上九　何天之衢，亨。

《象》曰："何天之衢"，道大行也。

27. ䷚（震下艮上）颐　贞吉。观颐，自求口实。

《彖》曰：颐，贞吉，养正则吉也。观颐，观其所养也。自求口实，观其自养也。天地养万物，圣人养贤以及万民，颐之时大矣哉！

《象》曰：山下有雷，颐。君子以慎言语，节饮食。

初九　舍尔灵龟，观我朵颐，凶。

《象》曰："观我朵颐"，亦不足贵也。

六二　颠颐，拂经于丘颐，征凶。

《象》曰："六二征凶"，行失类也。

六三　拂颐，贞凶。十年勿用，无攸利。

《象》曰："十年勿用"，道大悖也。

六四　颠颐，吉。虎视眈眈，其欲逐逐，无咎。

《象》曰："颠颐之吉"，上施光也。

六五　拂经，居贞吉；不可涉大川。

《象》曰："居贞之吉"，顺以从上也。

上九　由颐，厉吉。利涉大川。

《象》曰："由颐厉吉"，大有庆也。

28. ䷛（巽下兑上）大过　栋桡；利有攸往，亨。

《彖》曰："大过"，大者过也。"栋桡"，本末弱也。刚过而中，巽而说行。利有攸往，乃亨。"大过"之时大矣哉！

《象》曰：泽灭木，大过。君子以独立不惧，遁世无闷。

初六　藉用白茅，无咎。

《象》曰："藉用白茅"，柔在下也。

九二　枯杨生稊，老夫得其女妻，无不利。

《象》曰："老夫女妻"，过以相与也。

九三　栋桡，凶。

《象》曰："栋桡之凶"，不可以有辅也。

九四　栋隆，吉。有它吝。

《象》曰："栋隆之吉"，不桡乎下也。

九五　枯杨生华，老妇得其士夫，无咎无誉。

《象》曰："枯杨生华"，何可久也？"老妇士夫"，亦可丑也。

上六　过涉灭顶，凶。无咎。

《象》曰："过涉之凶"，不可咎也。

29. ䷜（坎下坎上）习坎　有孚，维心，亨。行有尚。

《彖》曰："习坎"，重险也。水流而不盈，行险而不失其信。"维心，亨"，乃以刚中也。"行有尚"，往有功也。天险不可升也，地险山川丘陵也。王公设险以守其国，险之时用大矣哉！

《象》曰：水洊至，习坎。君子以常德行，习教事。

初六　习坎，入于坎窞，凶。

《象》曰："习坎入坎"，失道凶也。

九二　坎有险，求小得。

《象》曰："求小得"，未出中也。

六三　来之坎坎，险且枕，入于坎窞，勿用。

《象》曰："来之坎坎"，终无功也。

六四　樽酒，簋贰，用缶，纳约自牖，终无咎。

《象》曰："樽酒簋贰"，刚柔际也。

九五　坎不盈，祗既平，无咎。

《象》曰："坎不盈"，中未大也。

上六　系用徽纆，置于丛棘，三岁不得，凶。

《象》曰：上六失道，凶三岁也。

30. ䷝（离下离上）离　利贞，亨。畜牝牛，吉。

《彖》曰：离，丽也。日月丽乎天，百谷草木丽乎土，重明以丽乎正，乃化成天下。柔丽乎中正，故"亨"。是以"畜牝牛，吉"也。

《象》曰：明两作，离。大人以继明照于四方。

初九 履错然，敬之，无咎。

《象》曰："履错之敬"，以辟咎也。

六二 黄离，元吉。

《象》曰："黄离元吉"，得中道也。

九三 日昃之离，不鼓缶而歌，则大耋之嗟，凶。

《象》曰："日昃之离"，何可久也？

九四 突如其来如，焚如，死如，弃如。

《象》曰："突如其来如"，无所容也。

六五 出涕沱若，戚嗟若，吉。

《象》曰："六五之吉"，离王公也。

上九 王用出征，有嘉折首，获匪其丑，无咎。

《象》曰："王用出征"，以正邦也。

下 经

31. ䷞（艮下兑上）咸 亨，利贞，取女吉。

《彖》曰：咸，感也。柔上而刚下，二气感应以相与。止而说，男下女，是以"亨，利贞，取女吉"也。天地感而万物化生，圣人感人心而天下和平。观其所感，而天地万物之情可见矣。

《象》曰：山上有泽，咸。君子以虚受人。

初六 咸其拇。

《象》曰："咸其拇"，志在外也。

六二 咸其腓，凶。居吉。

《象》曰：虽"凶居吉"，顺不害也。

九三 咸其股，执其随，往吝。

《象》曰："咸其股"，亦不处也。志在随人，所执下也。

九四 贞吉，悔亡。憧憧往来，朋从尔思。

《象》曰："贞吉悔亡"，未感害也。"憧憧往来"，未光大也。

九五　咸其脢，无悔。

《象》曰："咸其脢"，志末也。

上六　咸其辅颊舌。

《象》曰："咸其辅颊舌"，滕口说也。

32. ䷟（巽下震上）恒　亨，无咎，利贞。利有攸往。

《彖》曰：恒，久也。刚上而柔下。雷风相与，巽而动，刚柔皆应，恒。恒："亨，无咎，利贞"，久于其道也。天地之道，恒久而不已也。"利有攸往"，终则有始也。日月得天而能久照，四时变化而能久成。圣人久于其道而天下化成。观其所恒，而天地万物之情可见矣。

《象》曰：雷风，恒。君子以立不易方。

初六　浚恒，贞凶，无攸利。

《象》曰："浚恒之凶"，始求深也。

九二　悔亡。

《象》曰：九二"悔亡"，能久中也。

九三　不恒其德，或承之羞，贞吝。

《象》曰："不恒其德"，无所容也。

九四　田，无禽。

《象》曰：久非其位，安得禽也？

六五　恒其德，贞。妇人吉，夫子凶。

《象》曰："妇人贞吉"，从一而终也。夫子制义，从妇凶也。

上六　振恒，凶。

《象》曰：振恒在上，大无功也。

33. ䷠（艮下乾上）遁　亨，小利贞。

《彖》曰：遁"亨"，遁而亨也。刚当位而应，与时行也。"小利贞"，浸而长也。遁之时义大矣哉。

《象》曰：天下有山，遁。君予以远小人，不恶而严。

初六　遁尾，厉，勿用有攸往。

《象》曰："遁尾之厉"，不往何灾也。

初二　执之用黄牛之革，莫之胜说。

《象》曰："执用黄牛"，固志也。

九三　系遁，有疾厉。畜臣妾吉。

《象》曰："系遁之厉"，有疾惫也。"畜臣妾吉"，不可大事也。

九四　好遁，君子吉，小人否。

《象》曰：君子好遁，小人否也。

九五　嘉遁，贞吉。

《象》曰："嘉遁贞吉"，以正志也。

上九　肥遁，无不利。

《象》曰："肥遁无不利"，无所疑也。

34. ䷡（乾下震上）大壮　利贞。

《象》曰：大壮，大者壮也。刚以动，故壮。大壮："利贞"，大者正也，正大而天地之情可见矣。

《象》曰：雷在天上，大壮。君子以非礼弗履。

初九　壮于趾，征凶，有孚。

《象》曰："壮于趾"，其孚穷也。

九二　贞吉。

《象》曰：九二"贞吉"，以中也。

九三　小人用壮，君子用罔，贞厉。羝羊触藩，羸其角。

《象》曰："小人用壮"，君子用罔也。

九四　贞吉，悔亡。藩决不羸，壮于大舆之輹。

《象》曰："藩决不羸"，尚往也。

六五　丧羊于易，无悔。

《象》曰："丧羊于易"，位不当也。

上六　羝羊触藩，不能退，不能遂，无攸利，艰则吉。

《象》曰："不能退，不能遂"，不详也。"艰则吉"，咎不长也。

35. ䷢（坤下离上）晋　康侯用锡马蕃庶，昼日三接。

《彖》曰：晋，进也。明出地上。顺而丽乎大明，柔进而上行，是以"康侯用锡马蕃庶，昼日三接"也。

《象》曰：明出地上，《晋》。君子以自昭明德。

初六　晋如摧如，贞吉。罔孚，裕无咎。

《象》曰："晋如摧如"，独行正也。"裕无咎"，未受命也。

六二　晋如愁如，贞吉。受兹介福，于其王母。

《象》曰："受兹介福"，以中正也。

六三　众允，悔亡。

《象》曰："众允"之志，上行也。

九四　晋如鼫鼠，贞厉。

《象》曰："鼫鼠贞厉"，位不当也。

六五　悔亡，失得勿恤。往吉，无不利。

《象》曰："失得勿恤"，往有庆也。

上九　晋其角，维用伐邑。厉吉，无咎，贞吝。

《象》曰："维用伐邑"，道未光也。

36. ䷣（离下坤上）明夷　利艰贞。

《彖》曰：明入地中，"明夷"。内文明而外柔顺，以蒙大难，文王以之，"利艰贞"，晦其明也。内难而能正其志，箕子以之。

《象》曰：明入地中，"明夷"，君子以莅众，用晦而明。

初九　明夷于飞。垂其翼。君子于行，三日不食。有攸往，主人有言。

《象》曰："君子于行"，义不食也。

六二　明夷，夷于左股，用拯马壮，吉。

《象》曰：六二之吉，顺以则也。

九三　明夷于南狩，得其大首，不可疾贞。

《象》曰："南狩"之志，乃得大也。

六四　入于左腹，获明夷之心，于出门庭。

《象》曰："入于左腹"，获心意也。

六五　箕子之明夷，利贞。

《象》曰："箕子之贞"，明不可息也。

上六　不明晦，初登于天，后入于地。

《象》曰："初登于天"，照四国也。"后入于地"，失则也。

37. ䷤（离下巽上）家人　利女贞。

《象》曰：家人，女正位乎内，男正位乎外。男女正，天地之大义也。家人有严君焉，父母之谓也。父父，子子，兄兄，弟弟，夫夫，妇妇，而家道正，正家而天下定矣。

《象》曰：风自火出，家人。君子以言有物而行有恒。

初九　闲有家。悔亡。

《象》曰："闲有家"，志未变也。

六二　无攸遂，在中馈，贞吉。

《象》曰：六二之吉，顺以巽也。

九三　家人嗃嗃，悔厉吉。妇子嘻嘻，终吝。

《象》曰："家人嗃嗃"，未失也。"妇子嘻嘻"，失家节也。

六四　富家，大吉。

《象》曰："富家大吉"，顺在位也。

九五　王假有家，勿恤，吉。

《象》曰："王假有家"，交相爱也。

上九　有孚，威如，终吉。

《象》曰："威如之吉"，反身之谓也。

38. ䷥（兑下离上）睽　小事吉。

《象》曰：睽，火动而上，泽动而下。二女同居，其志不同行。说而丽乎明，柔进而上行，得中而应乎刚，是以小事吉。天地睽而其事同也，男女睽而其志通也，万物睽而其事类也。睽之时用大矣哉！

《象》曰：上火下泽，睽。君子以同而异。

初九　悔亡。丧马，勿逐，自复。见恶人，无咎。

《象》曰："见恶人"，以辟咎也。

九二　遇主于巷，无咎。

《象》曰："遇主于巷"，未失道也。

六三　见舆曳，其牛掣。其人天且劓，无初有终。

《象》曰："见舆曳"，位不当也。"无初有终"，遇刚也。

九四　睽孤，遇元夫，交孚，厉，无咎。

《象》曰："交孚无咎"，志行也。

六五　悔亡。厥宗噬肤，往，何咎？

《象》曰："厥宗噬肤"，往有庆也。

上九　睽孤。见豕负涂，载鬼一车，先张之弧，后说之弧。匪寇，婚媾。往，遇雨则吉。

《象》曰："遇雨之吉"，群疑亡也。

39. ䷦（艮下坎上）蹇　利西南，不利东北。利见大人，贞吉。

《彖》曰：蹇，难也，险在前也。见险而能止，知矣哉！蹇，"利西南"，往得中也。"不利东北"，其道穷也。"利见大人"，往有功也。当位"贞吉"，以正邦也。蹇之时用大矣哉！

《象》曰：山上有水，蹇。君子以反身修德。

初六　往蹇，来誉。

《象》曰："往蹇来誉"，宜待也。

六二　王臣蹇蹇，匪躬之故。

《象》曰："王臣蹇蹇"，终无尤也。

九三　往蹇，来反。

《象》曰："往蹇来反"，内喜之也。

六四　往蹇，来连。

《象》曰："往蹇来连"，当位实也。

九五　大蹇，朋来。

《象》曰："大蹇朋来"，以中节也。

上六　往蹇来硕，吉，利见大人。

《象》曰："往蹇来硕"，志在内也。"利见大人"，以从贵也。

40. ䷧（坎下震上）解　利西南。无所往，其来复，吉。有攸往，夙吉。

《彖》曰：解，险以动，动而免乎险，解。解："利西南"，往得众也，"其来复吉"，乃得中也。"有攸往，夙吉"，往有功也。天地解而雷雨作，雷雨作而百果草木皆甲坼。解之时大矣哉！

《象》曰：雷雨作，解。君子以赦过宥罪。

初六　无咎。

《象》曰：刚柔之际，义无咎也。

九二　田获三狐，得黄矢，贞吉。

《象》曰：九二贞吉，得中道也。

六三　负且乘，致寇至，贞吝。

《象》曰："负且乘"，亦可丑也。自我"致"戎，又谁咎也？

九四　解而拇，朋至斯孚。

《象》曰："解而拇"，未当位也。

六五　君子维有解，吉，有孚于小人。

《象》曰："君子有解"，小人退也。

上六，公用射隼于高墉之上，获之，无不利。

《象》曰："公用射隼"，以解悖也。

41. ䷨（兑下艮上）损　有孚，元吉，无咎，可贞，利有攸往。曷之用？二簋可用享。

《彖》曰：损，损下益上，其道上行。损而有孚，元吉，无咎，可贞，利有攸往。曷之用？二簋可用享。二簋应有时。损刚益柔有时。损益盈虚，与时偕行。

《象》曰：山下有泽，损。君子以惩忿窒欲。

初九　已事遄往，无咎。酌损之。

《象》曰："已事遄往"，尚合志也。

九二　利贞，征凶。弗损，益之。

《象》曰：九二利贞，中以为志也。

六三　三人行，则损一人。一人行，则得其友。

《象》曰："一人行"，三则疑也。

六四　损其疾，使遄有喜，无咎。

《象》曰："损其疾"，亦可喜也。

六五　或益之，十朋之龟，弗克违，元吉。

《象》曰：六五元吉，自上佑也。

上九　弗损益之，无咎，贞吉，利有攸行，得臣无家。

《象》曰："弗损益之"，大得志也。

42. ䷩（震下巽上）益　利有攸往，利涉大川。

《彖》曰："益"，损上益下，民说无疆。自上下下，其道大光。"利有攸往"，中正有庆。"利涉大川"，木道乃行。益动而巽，日进无疆。天施地生，其益无方。凡益之道，与时偕行。

《象》曰：风雷，益。君子以见善则迁，有过则改。

初九　利用为大作，元吉，无咎。

《象》曰："元吉无咎"，下不厚事也。

六二　或益之十朋之龟，弗克违，永贞吉。王用享于帝，吉。

《象》曰："或益之"，自外来也。

六三　益之用凶事，无咎。有孚中行，告公用圭。

《象》曰："益用凶事"，固有之也。

六四　中行，告公从，利用为依迁国。

《象》曰："告公从"，以益志也。

九五　有孚惠心，勿问元吉。有孚，惠我德。

《象》曰："有孚惠心"，"勿问"之矣。"惠我德"，大得志也。

上九　莫益之。或击之。立心勿恒。凶。

《象》曰："莫益之"，偏辞也。"或击之"，自外来也。

43. ䷪（乾下兑上）夬　扬于王庭，孚号有厉，告自邑，不利即戎，利有攸往。

《彖》曰："夬"，决也。刚决柔也。健而说，决而和。"扬于王庭"，柔乘五刚也。"孚号有厉"，其危乃光也。"告自邑，不利即戎"，所尚乃穷也。"利有攸往"，刚长乃终也。

《象》曰：泽上于天，夬。君子以施禄及下，居德则忌。

初九　壮于前趾，往不胜，为咎。

《象》曰："不胜而往"，咎也。

九二　惕号，莫夜有戎，勿恤。

《象》曰："有戎勿恤"，得中道也。

九三　壮于頄，有凶。君子夬夬独行，遇雨若濡，有愠无咎。

《象》曰："君子夬夬"，终无咎也。

九四　臀无肤，其行次且。牵羊悔亡，闻言不信。

《象》曰："其行次且"，位不当也。"闻言不信"，聪不明也。

九五　苋陆夬夬中行，无咎。

《象》曰："中行无咎"，中未光也。

上六　无号，终有凶。

《象》曰："无号之凶"，终不可长也。

44. ䷫（巽下乾上）姤　女壮，勿用取女。

《彖》曰：姤，遇也，柔遇刚也。"勿用取女"，不可与长也。天地相遇，品物咸章也。刚遇中正，天下大行也。姤之时义大矣哉！

《象》曰：天下有风，姤。后以施命诰四方。

初六　系于金柅，贞吉。有攸往，见凶，羸豕孚蹢躅。

《象》曰："系于金柅"，柔道牵也。

九二　包有鱼，无咎，不利宾。

《象》曰："包有鱼"，义不及宾也。

九三　臀无肤，其行次且，厉，无大咎。

《象》曰："其行次且"，行未牵也。

九四　包无鱼，起凶。

《象》曰："无鱼之凶"，远民也。

九五　以杞包瓜，含章，有陨自天。

《象》曰："九五含章"，中正也。"有陨自天"，志不舍命也。

上九　姤其角，吝，无咎。

《象》曰："姤其角"，上穷吝也。

45. ▤（坤下兑上）萃　亨，王假有庙，利见大人，亨，利贞。用大牲吉，利有攸往。

《彖》曰："萃"，聚也。顺以说，刚中而应，故聚也。"王假有庙"，致孝享也。"利见大人，亨"，聚以正也。"用大牲吉，利有攸往"，顺天命也。观其所聚，而天地万物之情可见矣。

《象》曰：泽上于地，萃。君子以除戎器，戒不虞。

初六　有孚不终，乃乱乃萃。若号，一握为笑，勿恤，往无咎。

《象》曰："乃乱乃萃"，其志乱也。

六二　引吉，无咎，孚乃利用禴。

《象》曰："引吉无咎"，中未变也。

六三　萃如嗟如，无攸利。往无咎，小吝。

《象》曰："往无咎"，上巽也。

九四　大吉，无咎。

《象》曰："大吉无咎"，位不当也。

九五　萃有位，无咎，匪孚。元永贞，悔亡。

《象》曰："萃有位"，志未光也。

上六　赍咨涕洟，无咎。

《象》曰："赍咨涕洟"，未安上也。

46. ▤（巽下坤上）升　元亨，用见大人，勿恤，南征吉。

《彖》曰：柔以时升。巽而顺，刚中而应，是以大亨。"用见大人，勿恤"，有庆也。"南征吉"，志行也。

《象》曰：地中生木，升。君子以顺德，积小以高大。

初六　允升，大吉。

《象》曰："允升大吉"，上合志也。

九二　孚乃利用禴，无咎。

《象》曰："九二之孚"，有喜也。

九三　升虚邑。

《象》曰："升虚邑"，无所疑也。

六四　王用亨于岐山。吉，无咎。

《象》曰："王用亨于岐山"，顺事也。

六五　贞吉，升阶。

《象》曰："贞吉升阶"，大得志也。

上六　冥升，利于不息之贞。

《象》曰："冥升"在上，消不富也。

47. ䷮（坎下兑上）困　亨。贞，大人吉，无咎。有言不信。

《彖》曰："困"，刚掩也。险以说，困而不失其所亨，其唯君子乎！"贞，大
人吉"，以刚中也。"有言不信"，尚口乃穷也。

《象》曰：泽无水，困。君子以致命遂志。

初六　臀困于株木，入于幽谷，三岁不觌。

《象》曰："入于幽谷"，幽不明也。

九二　困于酒食，朱绂方来，利用享祀。征凶，无咎。

《象》曰："困于酒食"，中有庆也。

六三　困于石，据于蒺藜，入于其宫，不见其妻，凶。

《象》曰："据于蒺藜"，乘刚也。"入于其宫，不见其妻"，不祥也。

九四　来徐徐，困于金车，吝，有终。

《象》曰："来徐徐"，志在下也。虽不当位，有与也。

九五　劓刖，困于赤绂，乃徐有说，利用祭祀。

《象》曰："劓刖"，志未得也。"乃徐有说"，以中直也。"利用祭祀"，受

福也。

上六　困于葛藟。于臲卼，曰动悔有悔，征吉。

《象》曰："困于葛藟"，未当也。"动悔有悔"，吉行也。

48. ䷯（巽下坎上）井　改邑不改井，无丧无得。往来井井。汔至，亦未�‍井。羸其瓶，凶。

《彖》曰：巽乎水而上水，井。井养而不穷也，"改邑不改井"，乃以刚中也。"汔至亦未繘井"，未有功也。"羸其瓶"，是以凶也。

《象》曰：木上有水，井。君子以劳民劝相。

初六　井泥不食，旧井无禽。

《象》曰："井泥不食"，下也。"旧井无禽"，时舍也。

九二　井谷射鲋，瓮敝漏。

《象》曰："井谷射鲋"，无与也。

九三　井渫不食，为我心恻。可用汲，王明并受其福。

《象》曰："井渫不食"，行恻也。求"王明"，受福也。

六四　井甃，无咎。

《象》曰："井甃无咎"，修井也。

九五　井洌寒泉，食。

《象》曰："寒泉之食"，中正也。

上六　井收勿幕，有孚元吉。

《象》曰："元吉"在上，大成也。

49. ䷰（离下兑上）革　己日乃孚，元亨，利贞，悔亡。

《彖》曰：革，水火相息，二女同居，其志不相得，曰革。"己日乃孚"，革而信之。文明以说，大亨以正。革而当，其悔乃亡。天地革而四时成，汤武革命，顺乎天而应乎人，革之时大矣哉！

《象》曰：泽中有火，革。君子以治历明时。

初九　巩用黄牛之革。

《象》曰："巩用黄牛"，不可以有为也。

六二　己日乃革之，征吉，无咎。

《象》曰："己日革之"，行有嘉也。

九三　征凶，贞厉。革言三就，有孚。

《象》曰："革言三就"，又何之矣。

九四　悔亡，有孚改命，吉。

《象》曰："改命之吉"，信志也。

九五　大人虎变，未占有孚。

《象》曰："大人虎变"，其文炳也。

上六　君子豹变，小人革面。征凶，居贞吉。

《象》曰："君子豹变"，其文蔚也。"小人革面"，顺以从君也。

50. ䷰（巽下离上）鼎　元吉，亨。

《彖》曰：鼎，象也。以木巽火，亨饪也。圣人亨以享上帝，而大亨以养圣
贤。巽而耳目聪明，柔进而上行，得中而应乎刚，是以元亨。

《象》曰：木上有火，鼎。君子以正位凝命。

初六　鼎颠趾，利出否。得妾以其子，无咎。

《象》曰："鼎颠趾"，未悖也。"利出否"，以从贵也。

九二　鼎有实，我仇有疾。不我能即，吉。

《象》曰："鼎有实"，慎所之也。"我仇有疾"，终无尤也。

九三　鼎耳革，其行塞，雉膏不食，方雨，亏悔，终吉。

《象》曰："鼎耳革"，失其义也。

九四　鼎折足，覆公𫗦，其形渥，凶。

《象》曰："覆公𫗦"，信如何也。

六五　鼎黄耳金铉，利贞。

《象》曰："鼎黄耳"，中以为实也。

上九　鼎玉铉，大吉，无不利。

《象》曰："玉铉"在"上"，刚柔节也。

51. ䷲（震下震上）震　亨。震来虩虩，笑言哑哑，震惊百里，不丧匕鬯。

《彖》曰：震，亨。"震来虩虩"，恐致福也。"笑言哑哑"，后有则也。"震惊百里"，惊远而惧迩也。"不丧不鬯"，出可以守宗庙社稷，以为祭主也。

《象》曰：洊雷，震。君子以恐惧修省。

初九　震来虩虩，后笑言哑哑，吉。

《象》曰："震来虩虩"，恐致福也。"笑言哑哑"，后有则也。

六二　震来厉，亿丧贝，跻于九陵，勿逐，七日得。

《象》曰："震来厉"，乘刚也。

六三　震苏苏，震行无眚。

《象》曰："震苏苏"，位不当也。

九四　震遂泥。

《象》曰："震遂泥"，未光也。

六五　震往来厉，意无丧，有事。

《象》曰："震往来厉"，危行也。其事在中，大"无丧"也。

上六　震索索，视矍矍，征凶。震不予其躬，于其邻，无咎。婚媾有言。

《象》曰："震索索"，中未得也。虽凶无咎，畏邻戒也。

52. ䷳（艮下艮上）艮　艮其背，不获其身。行其庭，不见其人。无咎。

《彖》曰：艮，止也。时止则止，时行则行，动静不失其时，其道光明。艮其止，止其所也。上下敌应，不相与也。是以"不获其身，行其庭，不见其人，无咎"也。

《象》曰：兼山，艮。君子以思不出其位。

初六　艮其趾，无咎，利永贞。

《象》曰："艮其趾"，未失正也。

六二　艮其腓，不拯其随，其心不快。

《象》曰："不拯其随"，未退听也。

九三　艮其限，列其夤，厉熏心。

《象》曰："艮其限"，危，熏心也。

六四　艮其身，无咎。

《象》曰："艮其身"，止诸躬也。

六五　艮其辅，言有序，悔亡。

《象》曰："艮其辅"，以中正也。

上九　敦艮，吉。

《象》曰："敦艮之吉"，以厚终也。

53. ䷴（艮下巽上）渐　女归吉，利贞。

《彖》曰：渐之进也，女归吉也。进得位，往有功也。进以正，可以正邦也，其位刚得中也。止而巽，动不穷也。

《象》曰：山上有木，渐。君子以居贤德善俗。

初六　鸿渐于干。小子厉，有言，无咎。

《象》曰："小子之厉"，义无咎也。

六二　鸿渐于磐，饮食衎衎，吉。

《象》曰"饮食衎衎"，不素饱也。

九三　鸿渐于陆。夫征不复，妇孕不育，凶。利御寇。

《象》曰："夫征不复"，离群丑也。"妇孕不育"，失其道也。"利用御寇"，顺相保也。

六四　鸿渐于木，或得其桷，无咎。

《象》曰："或得其桷"，顺以巽也。

九五　鸿渐于陵，妇三岁不孕，终莫之胜，吉。

《象》曰："终莫之胜吉"，得所愿也。

上九　鸿渐于陆，其羽可用为仪，吉。

《象》曰："其羽可用为仪，吉"，不可乱也。

54. ䷵（兑下震上）归妹　征凶，无攸利。

《彖》曰：归妹，天地之大义也。天地不交而万物不兴。归妹，人之终始也。说以动，所归妹也。"征凶"，位不当也。"无攸利"，柔乘刚也。

《象》曰：泽上有雷，归妹。君子以永终知敝。

初九　归妹以娣，跛能履，征吉。

《象》曰："归妹以娣"，以恒也。"跛能履"，吉相承也。

九二　眇能视，利幽人之贞。

《象》曰："利幽人之贞"，未变常也。

六三　归妹以须，反归以娣。

《象》曰："归妹以须"，未当也。

九四　归妹愆期，迟归有时。

《象》曰："愆期"之志，有待而行也。

六五　帝乙归妹，其君之袂不如其娣之袂良。月几望，吉。

《象》曰："帝乙归妹"，"不如其娣之袂良"也。其位在中，以贵行也。

上六　女承筐，无实，士刲羊，无血，无攸利。

《象》曰："上六，无实"，"承"虚"筐"也。

55. ䷶（离下震上）丰　亨，王假之。勿忧，宜日中。

《彖》曰：丰，大也。明以动，故丰。"王假之"，尚大也。"勿忧，宜日中"，宜照天下也。日中则昃，月盈则食，天地盈虚，与时消息，而况于人乎？况于鬼神乎？

《象》曰：雷电皆至，丰。君子以折狱致刑。

初九　遇其配主，虽旬无咎，往有尚。

《象》曰："虽旬无咎"，过旬灾也。

六二　丰其蔀，日中见斗。往得疑疾，有孚发若，吉。

《象》曰："有孚发若"，信以发志也。

九三　丰其沛，日中见沬。折其右肱。无咎。

《象》曰："丰其沛"，不可大事也。"折其右肱"，终不可用也。

九四　丰其蔀，日中见斗。遇其夷主，吉。

《象》曰："丰其蔀"，位不当也。"日中见斗"，幽不明也。"遇其夷主"，吉行也。

六五　来章，有庆誉，吉。

《象》曰："六五之吉"，有庆也。

上六　丰其屋，蔀其家，窥其户，阒其无人。三岁不觌，凶。

《象》曰："丰其屋"，天际翔也。"窥其户，阒其无人"，自藏也。

56. ䷷（艮下离上）旅　小亨，旅贞吉。

《象》曰："旅小亨"，柔得中乎外，而顺乎刚，止而丽乎明，是以"小亨，旅贞吉"也。旅之时义大矣哉！

《象》曰：山上有火，旅。君子以明，慎用刑而不留狱。

初六　旅琐琐，斯其所取灾。

《象》曰："旅琐琐"，志穷"灾"也。

六二　旅即次，怀其资，得童仆，贞。

《象》曰："得童仆贞"，终无尤也。

九三　旅焚其次，丧其童仆，贞厉。

《象》曰："旅焚其次"，亦以伤矣。以旅与下，其义丧也。

九四　旅于处，得其资斧，我心不快。

《象》曰："旅于处"，未得位也。"得其资斧"，心未快也。

六五　射雉，一矢亡，终以誉命。

《象》曰："终以誉命"，上逮也。

上九　鸟焚其巢，旅人先笑后号啕。丧牛于易，凶。

《象》曰：以旅在上，其义焚也。"丧牛于易"，终莫之闻也。

57. ䷸（巽下巽上）巽　小亨，利有攸往，利见大人。

《象》曰：重巽以申命。刚巽乎中正而志行，柔皆顺乎刚，是以"小亨，利有攸往，利见大人"。

《象》曰：随风，巽。君子以申命行事。

初六　进退，利武人之贞。

《象》曰："进退"，志疑也。"利武人之贞"，志治也。

九二　巽在床下，用史巫纷若，吉，无咎。

《象》曰："纷若之吉"，得中也。

九三　频巽，吝。

《象》曰："频巽之吝"，志穷也。

六四　悔亡，田获三品。

《象》曰："田获三品"，有功也。

九五　贞吉，悔亡，无不利，无初有终。先庚三日，后庚三日，吉。

《象》曰：九五之吉，位正中也。

上九　巽在床下，丧其资斧，贞凶。

《象》曰："巽在床下"，上穷也。"丧其资斧"，正乎凶也。

58. ䷹（兑下兑上）兑　亨，利贞。

《彖》曰：兑，说也。刚中而柔外，说以利贞，是以顺乎天而应乎人。说以先民，民忘其劳；说以犯难，民忘其死。说之大，民劝矣哉！

《象》曰：丽泽，兑。君子以朋友讲习。

初九　和兑，吉。

《象》曰："和兑之吉"，行未疑也。

九二　孚兑，吉，悔亡。

《象》曰："孚兑之吉"，信志也。

六三　来兑，凶。

《象》曰："来兑之凶"，位不当也。

九四　商兑未宁，介疾有喜。

《象》曰："九四之喜"，有庆也。

九五　孚于剥，有厉。

《象》曰："孚于剥"，位正当也。

上六　引兑。

《象》曰：上六"引兑"，未光也。

59. ䷺（坎下巽上）涣　亨，王假有庙，利涉大川，利贞。

《彖》曰："涣亨"，刚来而不穷，柔得位乎外而上同。"王假有庙"，王乃在中也。"利涉大川"，乘木有功也。

《象》曰：风行水上，涣。先王以享于帝立庙。

初六　用拯马壮，吉。

《象》曰：初六之吉，顺也。

九二　涣奔其机，悔亡。

《象》曰："涣奔其机"，得愿也。

六三　涣其躬，无悔。

《象》曰："涣其躬"，志在外也。

六四　涣其群，元吉。涣有丘，匪夷所思。

《象》曰："涣其群元吉"，光大也。

九五　涣汗其大号，涣王居，无咎。

《象》曰："王居无咎"，正位也。

上九　涣其血，去逖出，无咎。

《象》曰："涣其血"，远害也。

60. ䷻（兑下坎上）节　亨。苦节，不可贞。

《象》曰："节亨"，刚柔分而刚得中。"苦节不可贞"，其道穷也。说以行险，当位以节，中正以通。天地节而四时成，节以制度，不伤财，不害民。

《象》曰：泽上有水，节。君子以制数度，议德行。

初九　不出户庭，无咎。

《象》曰："不出户庭"，知通塞也。

九二　不出门庭，凶。

《象》曰："不出门庭凶"，失时极也。

六三　不节若，则嗟若，无咎。

《象》曰："不节之嗟"，又谁咎也。

六四　安节，亨。

《象》曰："安节之亨"，承上道也。

九五　甘节，吉，往有尚。

《象》曰："甘节之吉"，居位中也。

上六　苦节，贞凶，悔亡。

《象》曰："苦节贞凶"，其道穷也。

61. ䷼（兑下巽上）中孚　豚鱼，吉。利涉大川，利贞。

《彖》曰："中孚"，柔在内而刚得中，说而巽，孚乃化邦也。"豚鱼吉"，信及豚鱼也。"利涉大川"，乘木舟虚也。中孚以利贞，乃应乎天也。

《象》曰：泽上有风，中孚。君子以议狱缓死。

初九　虞吉，有它不燕。

《象》曰：初九"虞吉"，志未变也。

九二　鸣鹤在阴，其子和之。我有好爵，吾与尔靡之。

《象》曰："其子和之"，中心愿也。

六三　得敌，或鼓或罢，或泣或歌。

《象》曰："或鼓或罢"，位不当也。

六四　月几望，马匹亡，无咎。

《象》曰："马匹亡"，绝类上也。

九五　有孚挛如，无咎。

《象》曰："有孚挛如"，位正当也。

上九　翰音登于天，贞凶。

《象》曰："翰音登于天"，何可长也？

62. ䷽（艮下震上）小过　亨，利贞。可小事，不可大事。飞鸟遗之音，不宜上，宜下，大吉。

《彖》曰：小过，小者过而亨也。过以利贞，与时行也。柔得中，是以小事吉也。刚失位而不中，是以不可大事也。有飞鸟之象焉，"飞鸟遗之音，不宜上，宜下，大吉"，上逆而下顺也。

《象》曰：山上有雷，小过。君子以行过乎恭，丧过乎哀，用过乎俭。

初六　飞鸟以凶。

《象》曰："飞鸟以凶"，不可如何也？

六二　过其祖，遇其妣，不及其君，遇其臣，无咎。

《象》曰："不及其君"，臣不可过也。

九三　弗过防之，从或戕之，凶。

《象》曰："从或戕之"，凶如何也？

九四　无咎，弗过遇之，往厉必戒，勿用，永贞。

《象》曰："弗过遇之"，位不当也。"往厉必戒"，终不可长也。

六五　密云不雨，自我西郊；公弋取彼在穴。

《象》曰："密云不雨"，已上也。

上六　弗遇过之，飞鸟离之，凶，是谓灾眚。

《象》曰：弗遇过之，已亢也。

63. ䷾（离下坎上）既济　亨小，利贞，初吉终乱。

《象》曰："既济，亨"，小者亨也。"利贞"，刚柔正而位当也。"初吉"，柔得中也。"终止则乱"，其道穷也。

《象》曰：水在火上，既济。君子以思患而豫防之。

初九　曳其轮，濡其尾，无咎。

《象》曰："曳其轮"，义"无咎"也。

六二　妇丧其茀，勿逐，七日得。

《象》曰："七日得"，以中道也。

九三　高宗伐鬼方，三年克之，小人勿用。

《象》曰："三年克之"，惫也。

六四　繻有衣袽，终日戒。

《象》曰："终日戒"，有所疑也。

九五　东邻杀牛，不如西邻之禴祭，实受其福。

《象》曰："东邻杀牛，不如西邻"之时也。"实受其福"，吉大来也。

上六　濡其首，厉。

《象》曰："濡其首厉"，何可久也？

64. ䷿（坎下离上）未济　亨。小狐汔济，濡其尾，无攸利。

《象》曰："未济，亨"，柔得中也。"小狐汔济"，未出中也。"濡其尾，无攸利"，不续终也。虽不当位，刚柔应也。

199

《象》曰：火在水上，未济。君子以慎辨物居方。

初六　濡其尾，吝。

《象》曰："濡其尾"，亦不知极也。

九二　曳其轮，贞吉。

《象》曰：九二贞吉，中以行正也。

六三　未济，征凶。利涉大川。

《象》曰："未济征凶"，位不当也。

九四　贞吉，悔亡。震用伐鬼方，三年，有赏于大国。

《象》曰："贞吉悔亡"，志行也。

六五　贞吉，无悔。君子之光，有孚，吉。

《象》曰："君子之光"，其晖吉也。

上九　有孚于饮酒，无咎。濡其首，有孚，失是。

《象》曰："饮酒濡首"，亦不知节也。

系辞上传

天尊地卑，乾坤定矣。卑高以陈，贵贱位矣。动静有常，刚柔断矣。方以类聚，物以群分，吉凶生矣。在天成象，在地成形，变化见矣。是故刚柔相摩，八卦相荡。鼓之以雷霆，润之以风雨。日月运行，一寒一暑。乾道成男，坤道成女。乾知大始，坤作成物。乾以易知，坤以简能。易则易知，简则易从；易知则有亲，易从则有功；有亲则可久，有功则可大；可久则贤人之德，可大则贤人之业。易简而天下之理得矣。天下之理得，而成位乎其中矣。

圣人设卦观象，系辞焉而明吉凶，刚柔相推而生变化。是故吉凶者，失得之象也；悔吝者，忧虞之象也；变化者，进退之象也；刚柔者，昼夜之象也。六爻之动，三极之道也。是故君子所居而安者，《易》之序也；所乐而玩者，爻之辞也。是故君子居则观其象而玩其辞，动则观其变而玩其占。是以自天佑之，吉无不利。

《彖》者，言乎象者也；爻者，言乎变者也。吉凶者，言乎其失得也；悔吝者，言乎其小疵也。无咎者，善补过也。是故列贵贱者存乎位，齐小大者存乎卦，辩吉凶者存乎辞，忧悔吝者存乎介，震无咎者存乎悔。是故卦有小大，辞有险易。辞也者，各指其所之。

《易》与天地准，故能弥纶天地之道。仰以观于天文，俯以察予地理，是故知幽明之故。原始反终，故知死生之说；精气为物，游魂为变，是故知鬼神之情状。与天地相似，故不违；知周乎万物，而道济天下，故不过；旁行而不流，乐天知命，故不忧；安土敦乎仁，故能爱。范围天地之化而不过，曲成万物而不遗，通乎昼夜之道而知，故神无方而易无体。

一阴一阳之谓道。继之者善也，成之者性也。仁者见之谓之仁，知者见之谓之知，百姓日用而不知，故君子之道鲜矣。显诸仁，藏诸用，鼓万物而不与圣人同忧，盛德大业至矣哉！富有之谓大业，日新之谓盛德，生生之谓易，成象之谓乾，效法之谓坤，极数知来之谓占，通变之谓事，阴阳不测之谓神。

夫易广矣大矣，以言乎远则不御，以言乎迩则静而正，以言乎天地之间则备矣。夫乾，其静也专，其动也直，是以大生焉。夫坤，其静也翕，其动也辟，是以广生焉。广大配天地，变通配四时，阴阳之义配日月，易简之善配至德。

子曰："《易》其至矣乎！夫《易》，圣人所以崇德而广业也。知崇礼卑，崇效天，卑法地。天地设位，而《易》行乎其中矣。成性存存，道义之门。"

圣人有以见天下之赜，而拟诸其形容，象其物宜，是故谓之象。圣人有以见天下之动，而观其会通，以行其典礼，系辞焉以断其吉凶，是故谓之爻，言天下之至赜而不可恶也，言天下之至动而不可乱也。拟之而后言，议之而后动，拟议以成其变化。

"鸣鹤在阴，其子和之。我有好爵，吾与尔靡之。"子曰："君子居其室，出其言善，则千里之外应之，况其迩者乎？居其室，出其言不善，则千里之外违之，况其迩者乎？言出乎身，加乎民；行发乎迩，见乎远。言行，君子之枢机。枢机之发，荣辱之主也。言行，君子之所以动天地也，可不慎乎！"

"同人：先号咷而后笑。"子曰："君子之道，或出或处，或默或语。二人同心，其利断金。同心之言，其臭如兰。"

"初六，藉用白茅，无咎。"子曰："苟错诸地而可矣，藉之用茅，何咎之有？慎之至也。夫茅之为物薄，而用可重也。慎斯术也以往，其无所失矣。"

"劳谦，君子有终，吉。"子曰："劳而不伐，有功而不德，厚之至也。语以其功下人者也。德言盛，礼言恭；谦也者，致恭以存其位者也。"

"亢龙有悔。"子曰："贵而无位，高而无民，贤人在下位而无辅，是以动而有悔也。"

"不出户庭，无咎。"子曰："乱之所生也，则言语以为阶。君不密则失臣，臣不密则失身，几事不密则害成。是以君子慎密而不出也。"

子曰："作《易》者，其知盗乎？《易》曰：'负且乘，致寇至。'负也者，小人之事也。乘也者，君子之器也。小人而乘君子之器，盗思夺之矣。上慢下暴，盗思伐之矣。慢藏诲盗，冶容诲淫。《易》曰：'负且乘，致寇至'。盗之招也。"

大衍之数五十，其用四十有九。分而为二以象两，挂一以象三，揲之以四以象四时，归奇于扐以象闰；五岁再闰，故再扐而后挂。天数五，地数五。五位相得而各有合，天数二十有五，地数三十，凡天地之数五十有五，此所以成变化而行鬼神也。《乾》之策，二百一十有六。《坤》之策，百四十有四。凡三百有六十，当期之日。二篇之策，万有一千五百二十，当万物之数也。是故四营而成《易》，十有八变而成卦，八卦而小成。引而伸之，触类而长之，天下之能事毕矣。显道神德行，是故可与酬酢，可与佑神矣。

子曰："知变化之道者，其知神之所为乎？"《易》有圣人之道四焉：以言者尚其辞，以动者尚其变，以制器者尚其象，以卜筮者尚其占。是以君子将有为也，将有行也，问焉而以言。其受命也如响，无有远近幽深，遂知来物。非天下之至精，其孰能与于此。参伍以变，错综其数，通其变，遂成天下之文；极其数，遂定天下之象。非天下之至变，其孰能与于此？《易》，无思也，无为也，寂然不动，感而遂通天下之故。非天下之至神，其孰能与于此。

夫《易》，圣人之所以极深而研几也。唯深也，故能通天下之志。唯几也，故能成天下之务。唯神也，故不疾而速，不行而至。子曰："《易》有圣人之道四焉"者，此之谓也。

天一，地二；天三，地四；天五，地六；天七，地八；天九，地十。子曰："夫《易》何为者也？夫《易》开物成务，冒天下之道，如斯而已者也。"是故圣人以通天下之志，以定天下之业，以断天下之疑。是故蓍之德圆而神，卦之德方以知，六爻之义易以贡。圣人以此洗心，退藏于密，吉凶与民同患。神以知来，知以藏往，其孰能与此哉？古之聪明睿知，神武而不杀者夫。是以明于天之道，而察于民之故，是兴神物以前民用。圣人以此斋戒，以神明其德夫。是故阖户谓之坤，辟户谓之乾，一阖一辟谓之变，往来不穷谓之通。见乃谓之象，形乃谓之器，制而用之谓之法。利用出入，民咸用之谓之神。

是故《易》有太极，是生两仪，两仪生四象，四象生八卦。八卦定吉凶，吉凶生大业。是故法象莫大乎天地，变通莫大乎四时，县象著明莫大乎日月；崇高莫大乎富贵；备物致用，立成器以为天下利，莫大乎圣人。探赜索隐，钩深致远，以定天下之吉凶，成天下之亹亹者，莫大乎蓍龟。是故天生神物，圣人则之。天地变化，圣人效之。天垂象，见吉凶，圣人象之。河出图，洛出书，圣人则之。《易》有四象，所以示也。系辞焉，所以告也；定之以吉凶，所以断也。

《易》曰："自天祐之。吉无不利。"子曰："祐者，助也，天之所助者，顺也，人之所助者，信也。履信思乎顺，又以尚贤也。是以'自天祐之，吉无不利'也。"子曰："书不尽言，言不尽意。"然则圣人之意，其不可见乎？子曰："圣人立象以尽意，设卦以尽情伪，系辞焉以尽其言，变而通之以尽利，鼓之舞之以尽神。"乾坤，其《易》之缊邪？乾坤成列，而《易》立乎其中矣。乾坤毁，则无以见《易》。《易》不可见，则乾坤或几乎息矣。是故形而上者谓之道，形而下者谓之器。化而裁之谓之变，推而行之谓之通，举而错之天下之民谓之事业。是故夫象，圣人有以见天下之赜，而拟诸其形容，象其物宜，是故谓之象。圣人有以见天下之动，而观其会通，以行其典礼，系辞焉以断其吉凶，是故谓之爻。极天下之赜者存乎卦，鼓天下之动者存乎辞，化而裁之存乎变，推而行之存乎通，神而明之存乎其人。默而成之，不言而信，存乎德行。

系辞下传

八卦成列，象在其中矣；因而重之，爻在其中矣；刚柔相推，变在其中焉；系辞焉而命之，动在其中矣。吉凶悔吝者，生乎动者也；刚柔者，立本者也；变通者，趣时者也。吉凶者，贞胜者也；天地之道，贞观者也；日月之道，贞明者也；天下之动，贞夫一者也。夫乾，确然示人易矣；夫坤，隤然示人简矣。爻也者，效此者也。象也者，像此者也；爻象动乎内，吉凶见乎外，功业见乎变，圣人之情见乎辞。天地之大德曰生，圣人之大宝曰位，何以守位？曰仁。何以聚人？曰财。理财正辞，禁民为非曰义。

　　古者包牺氏之王天下也，仰则观象于天，俯则观法于地，观鸟兽之文与地之宜，近取诸身，远取诸物，于是始作八卦，以通神明之德，以类万物之情。作结绳而为罔罟，以佃以渔，盖取诸《离》。包牺氏没，神农氏作；斫木为耜，揉木为耒；耒耨之利，以教天下，盖取诸《益》。日中为市，致天下之民，聚天下之货，交易而退，各得其所，盖取诸《噬嗑》。神农氏没，黄帝、尧、舜氏作，通其变，使民不倦，神而化之，使民宜之。《易》，穷则变，变则通，通则久。是以"自天祐之，吉无不利"。黄帝、尧、舜垂衣裳而天下治，盖取诸《乾》《坤》。刳木为舟，剡木为楫，舟楫之利，以济不通，致远以利天下，盖取诸《涣》。服牛乘马，引重致远，以利天下，盖取诸《随》。重门击柝，以待暴客，盖取诸《豫》。断木为杵，掘地为臼，臼杵之利，万民以济，盖取诸《小过》。弦木为弧，剡木为矢，弧矢之利，以威天下，盖取诸《睽》。上古穴居而野处。后世圣人易之以宫室，上栋下宇，以待风雨，盖取诸《大壮》。古之葬者，厚衣之以薪，葬之中野，不封不树，丧期无数，后世圣人易之以棺椁，盖取诸《大过》。上古结绳而治，后世圣人易之以书契，百官以治，万民以察；盖取诸《夬》。

　　是故易者，象也；象也者，像也。彖者，材也；爻也者，效天下之动者也。是故吉凶生而悔吝著也。阳卦多阴，阴卦多阳，其故何也？阳卦奇，阴卦耦。其德行何也？阳一君而二民，君子之道也。阴二君而一民，小人之道也。《易》曰："憧憧往来，朋从尔思。"子曰："天下何思何虑？天下同归而殊途，一致而百虑。天下何思何虑？日往则月来，月往则日来，日月相推而明生焉。寒往则暑来，暑往则寒来，寒暑相推而岁成焉。往者屈也，来者信也，屈信相感而利生焉。尺蠖之屈，以求信也；龙蛇之蛰，以存身也。精义入神，以致用也；利用安身，以崇德也。过此以往，未之或知也；穷神知化，德之盛也。"

　　《易》曰："困于石，据于蒺藜，入于其宫，不见其妻，凶。"子曰："非所困而困焉，名必辱。非所据而据焉，身必危。既辱且危，死期将至，妻其可得见耶？"《易》曰："公用射隼于高墉之上，获之，无不利。"子曰："隼者，禽也；弓矢者，器也；射之者，人也。君子藏器于身，待时而动，何不利之有？动而不括，是以出而有获，语成器而动者也。"子曰"小人不耻不仁，不畏不义，不见利不劝，不威不惩。小惩而大诫，此小人之福也。《易》曰：'履校灭趾，无咎'。

此之谓也。""善不积不足以成名，恶不积不足以灭身。小人以小善为无益而弗为也，以小恶为无伤而弗去也，故恶积而不可掩，罪大而不可解。《易》曰：'何校灭耳，凶。'"子曰："危者，安其位者也；亡者，保其存者也；乱者，有其治者也。是故君子安而不忘危，存而不忘亡，治而不忘乱，是以身安而国家可保也。《易》曰：'其亡其亡。系于苞桑。'"子曰："德薄而位尊，知小而谋大，力少而任重，鲜不及矣。《易》曰：'鼎折足，覆公餗，其形渥，凶。'言不胜其任也。"子曰："知几其神乎！君子上交不谄，下交不渎，其知几乎？几者，动之微，吉之先见者也。君子见几而作，不俟终日。《易》曰：'介于石，不终日。贞吉。'介如石焉，宁用终日？断可识矣。君子知微知彰，知柔知刚，万夫之望。"子曰："颜氏之子，其殆庶几乎？有不善未尝不知，知之未尝复行也。《易》曰：'不远复。无祗悔。元吉。'"天地氤氲，万物化醇。男女构精，万物化生。《易》曰："三人行则损一人，一人行则得其友。"言致一也。子曰："君子安其身而后动，易其心而后语，定其交而后求。君子修此三者，故全也。危以动，则民不与也；惧以语，则民不应也；无交而求，则民不与也；莫之与，则伤之者至矣。《易》曰：'莫益之，或击之，立心勿恒凶。'"

子曰："乾坤，其《易》之门邪？"乾，阳物也；坤，阴物也。阴阳合德而刚柔有体，以体天地之撰，以通神明之德。其称名也，杂而不越。于稽其类，其衰世之意邪？夫《易》，彰往而察来，而微显阐幽，开而当名，辨物正言断辞，则备矣。其称名也小，其取类也大。其旨远，其辞文，其言曲而中，其事肆而隐。因贰以济民行，以明失得之报。

《易》之兴也，其于中古乎？作《易》者，其有忧患乎？是故《履》，德之基也；《谦》，德之柄也；《复》，德之本也；《恒》，德之固也；《损》，德之修也；《益》，德之裕也；《困》，德之辨也；《井》，德之地也；《巽》，德之制也。《履》和而至，《谦》尊而光，《复》小而辨于物，《恒》杂而不厌，《损》先难而后易，《益》长裕而不设，《困》穷而通，《井》居其所而迁，《巽》称而隐。《履》以和行，《谦》以制礼，《复》以自知，《恒》以一德，《损》以远害，《益》以兴利，《困》以寡怨，《井》以辨义，《巽》以行权。

《易》之为书也，不可远，为道也屡迁，变动不居，周流六虚，上下无常，刚柔相易，不可为典要，唯变所适。其出入以度，外内使知惧。又明于忧患与故。无有师保，如临父母。初率其辞而揆其方，既有典常。苟非其人，道不虚行。《易》之为书也，原始要终，以为质也。六爻相杂，唯其时物也。其初难知，其上易知，本末也。初辞拟之，卒成之终。若夫杂物撰德，辩是与非，则非其中爻不备。噫！亦要存亡吉凶，则居可知矣。知者观其象辞，则思过半矣。二与四同功而异位，其善不同，二多誉，四多惧，近也。柔之为道，不利远者；其要无咎，其用柔中也。三与五同功而异位，三多凶，五多功，贵贱之等也。其柔危，其刚胜邪？《易》之为书也，广大悉备。有天道焉，有人道焉，有地道焉。兼三才而两之，故六。六者非它也，三才之道也。道有变动，故曰爻；爻有等，故曰物；物相杂，故曰文；文不当，故吉凶生焉。《易》之兴也，其当殷之末世，周之盛德邪？当文王与纣之事邪？是故其辞危，危者使平，易者使倾。其道甚大，百物不废。惧以终始，其要无咎。此之谓《易》之道也。

夫乾，天下之至健也，德行恒易以知险。夫坤，天下之至顺也，德行恒简以知阻。能说诸心，能研诸侯之虑，定天下之吉凶，成天下之亹亹者。是故变化云为，吉事有祥。象事知器，占事知来。天地设位，圣人成能。人谋鬼谋，百姓与能。八卦以象告，爻象以情言，刚柔杂居，而吉凶可见矣。变动以利言，吉凶以情迁。是故爱恶相攻而吉凶生，远近相取而悔吝生，情伪相感而利害生。凡《易》之情，近而不相得则凶。或害之，悔且吝。将叛者其辞惭，中心疑者其辞枝，吉人之辞寡，躁人之辞多，诬善之人其辞游，失其守者其辞屈。

说卦传

昔者圣人之作《易》也，幽赞于神明而生蓍，参天两地而倚数，观变于阴阳而立卦，发挥于刚柔而生爻，和顺于道德而理于义，穷理尽性以至于命。

昔者圣人之作《易》也，将以顺性命之理。是以立天之道曰阴与阳，立地之道曰柔与刚，立人之道曰仁与义。兼三才而两之，故《易》六画而成卦。分阴分阳，迭用柔刚，故《易》六位而成章。

天地定位，山泽通气，雷风相薄，水火不相射，八卦相错。数往者顺，知来者逆，是故《易》逆数也。

雷以动之，风以散之，雨以润之，日以烜之，艮以止之，兑以说之，乾以君之，坤以藏之。

帝出乎震，齐乎巽，相见乎离，致役乎坤，说言乎兑，战乎乾，劳乎坎，成言乎艮。万物出乎震，震东方也。齐乎巽，巽东南也。齐也者，言万物之絜齐也。离也者，明也，万物皆相见，南方之卦也。圣人南面而听天下，向明而治，盖取诸此也。坤也者，地也，万物皆致养焉，故曰：致役乎坤。兑，正秋也，万物之所说也，故曰：说言乎兑。战乎乾，乾西北之卦也，言阴阳相薄也。坎者，水也，正北方之卦也，劳卦也，万物之所归也，故曰：劳乎坎。艮，东北之卦也，万物之所成终而所成始也，故曰：成言乎艮。

神也者，妙万物而为言者也。动万物者，莫疾乎雷。挠万物者，莫疾乎风。燥万物者，莫熯乎火。说万物者，莫说乎泽。润万物者，莫润乎水。终万物始万物者，莫盛乎艮。故水火相逮，雷风不相悖，山泽通气，然后能变化，既成万物也。

乾，健也。坤，顺也。震，动也。巽，入也。坎，陷也。离，丽也。艮，止也。兑，说也。

乾为马，坤为牛，震为龙，巽为鸡，坎为豕，离为雉，艮为狗，兑为羊。

乾为首，坤为腹，震为足，巽为股，坎为耳，离为目，艮为手，兑为口。

乾，天也，故称乎父。坤，地也，故称乎母。震一索而得男，故谓之长男。巽一索而得女，故谓之长女。坎再索而得男，故谓之中男。离再索而得女，故谓之中女。艮三索而得男，故谓之少男。兑三索而得女，故谓之少女。

乾为天，为圆，为君，为父，为玉，为金，为寒，为冰，为大赤，为良马，为老马，为瘠马，为驳马，为木果。

坤为地，为母，为布，为釜，为吝啬，为均，为子母牛，为大舆，为文，为众，为柄。其于地也为黑。

震为雷，为龙，为玄黄，为旉，为大途，为长子，为决躁，为苍筤竹，为萑苇。其于马也，为善鸣，为馵足，为作足，为的颡。其于稼也，为反生。其究为健，为蕃鲜。

巽为木，为风，为长女，为绳直，为工，为白，为长，为高，为进退，为不果，为臭。其于人也，为寡发，为广颡，为多白眼，为近利市三倍，其究为躁卦。

坎为水，为沟渎，为隐伏，为矫輮，为弓轮。其于人也，为加忧，为心病，为耳痛，为血卦，为赤。其于马也，为美脊，为亟心，为下首，为薄蹄，为曳。其于舆也，为多眚，为通，为月，为盗。其于木也，为坚多心。

离为火，为日，为电，为中女，为甲胄，为戈兵，其于人也，为大腹，为乾卦，为鳖，为蟹，为蠃，为蚌，为龟。其于木也，为科上槁。

艮为山，为径路，为小石，为门阙，为果蓏，为阍寺，为指，为狗，为鼠，为黔喙之属。其于木也，为坚多节。

兑为泽，为少女，为巫，为口舌，为毁折，为附决。其于地也，为刚卤，为妾，为羊。

序卦传

有天地，然后万物生焉。盈天地之间者唯万物，故受之以《屯》。屯者，盈也。屯者，物之始生也。物生必蒙，故受之以《蒙》。蒙者，蒙也，物之稚也。物稚不可不养也，故受之以《需》。需者，饮食之道也。饮食必有讼，故受之以《讼》。讼必有众起，故受之以《师》。师者，众也。众必有所比，故受之以《比》。比者，比也。比必有所畜，故受之以《小畜》。物畜然后有礼，故受之以《履》。履者，礼也。履而泰，然后安，故受之以《泰》。泰者，通也。物不可以终通，故受之以《否》。物不可以终否，故受之以《同人》。与人同者，物必归焉，故受之以《大有》。有大者，不可以盈，故受之以《谦》。有大而能谦必豫，故受之以《豫》。豫必有随，故受之以《随》。以喜随人者必有事，故受之以《蛊》。蛊者，事也。有事而后可大，故受之以《临》。临者，大也。物大然后可观，故受之以《观》。可观而后有所合，故受之以《噬嗑》。嗑者，合也。物不可以苟合而已，故受之以《贲》。贲者，饰也。致饰然后亨则尽矣，故受之以《剥》。剥者，剥也。物不可以终尽剥，穷上反下，故受之以《复》。复则不妄矣，故受之以《无妄》。有无妄，物然后可畜，故受之以《大畜》。物畜然后可养，故受之以《颐》。颐者，养也。不养则不可动，故受之以《大过》。物不可以终过，故受之以《坎》。坎者，陷也。陷必有所丽，故受之以《离》。离者，丽也。

有天地，然后有万物。有万物，然后有男女。有男女，然后有夫妇。有夫妇，然后有父子。有父子，然后有君臣。有君臣，然后有上下。有上下，然后礼义有所错。夫妇之道，不可以不久也，故受之以《恒》。恒者，久也。物不可以久居其所，故受之以《遁》。遁者，退也。物不可以终遁，故受之以《大壮》。物不可以终壮，故受之以《晋》。晋者，进也。进必有所伤，故受之以《明夷》。夷者，伤也。伤于外者必反于家，故受之以《家人》。家道穷必乖，故受之以《睽》。睽者，乖也。乖必有难，故受之以《蹇》。蹇者，难也。物不可以终难，故受之以《解》。解者，缓也。缓必有所失，故受之以《损》。损而不已必益，故受之以《益》。益而不已必决，故受之以《夬》。夬者，决也。决必有遇，故受之以《姤》。姤者，遇也。物相遇而后聚，故受之以《萃》。萃者，聚也。聚而上者谓之升，故受之以《升》。升而不已必困，故受之以《困》。困乎上者必反下，故受之以《井》。井道不可不革，故受之以《革》。革物者莫若鼎，故受之以《鼎》。主器者莫若长子，故受之以《震》。震者，动也。物不可以终动，止之，故受之以《艮》。艮者，止也。物不可以终止，故受之以《渐》。渐者，进也。进必有所归，故受之以《归妹》。得其所归者必大，故受之以《丰》。丰者，大也。穷大者必失其居，故受之以《旅》。旅而无所容，故受之以《巽》。巽者，入也。入而后说之，故受之以《兑》。兑者，说也。说而后散之，故受之以《涣》。涣者，离也。物不可以终离，故受之以《节》。节而信之，故受之以《中孚》。有其信者必行之，故受之以《小过》。有过物者必济，故受之以《既济》。物不可穷也，故受之以《未济》，终焉。

杂卦传

《乾》刚《坤》柔，《比》乐《师》忧；《临》《观》之义，或与或求。《屯》见而不失其居。《蒙》杂而著。《震》，起也。《艮》，止也。《损》《益》盛衰之始也。《大畜》，时也。《无妄》，灾也。《萃》聚而《升》不来也。《谦》轻而《豫》怠也。《噬嗑》，食也。《贲》，无色也。《兑》见而《巽》伏也。《随》无故也。《蛊》则饬也。《剥》，烂也。《复》，反也。《晋》，昼也。《明夷》，诛也。《井》通而《困》相遇也。《咸》速也。《恒》久也。《涣》，离也。《节》，止也。《解》，缓也。《蹇》，难也。《睽》，外也。《家人》，内也。《否》《泰》反其类也。《大壮》则止，

《遁》则退也。《大有》，众也。《同人》，亲也。《革》，去故也。《鼎》，取新也。《小过》，过也。《中孚》，信也。《丰》，多故也。亲寡《旅》也。《离》上而《坎》下也。《小畜》，寡也。《履》，不处也。《需》，不进也。《讼》，不亲也。《大过》，颠也。《姤》，遇也，柔遇刚也。《渐》，女归待男行也。《颐》，养正也。《既济》，定也。《归妹》，女之终也。《未济》，男之穷也。《夬》，决也，刚决柔也。君子道长，小人道忧也。

《医易义》

宾尝闻之孙真人曰：不知易，不足以言太医。每窃疑焉。以谓易之为书，在开物成务，知来藏往；而医之为道，则调元赞化，起死回生。其义似殊，其用似异。且以医有内经，何借于易？舍近求远，奚必其然？

而今也年逾不惑，茅塞稍开；学到知羞，方克渐悟。乃知天地之道，以阴阳二气而造化万物；人生之理，以阴阳二气而长养百骸。易者，易也，具阴阳动静之妙；医者，意也，合阴阳消长之机。虽阴阳已备于内经，而变化莫大乎周易。故曰天人一理者，一此阴阳也；医易同原者，同此变化也。岂非医易相通，理无二致，可以医而不知易乎？

予因默契斯言，潜心有日，管窥一得，罔敢自私，谨摭易理精义，用资医学变通，不揣鄙俚而为之论曰：易有太极，是生两仪，两仪生四象，四象生八卦。天尊地卑，乾坤定矣；卑高以陈，贵贱位矣；动静有常，刚柔断矣；方以类聚，物以群分，吉凶生矣；在天成象，在地成形，乾坤设位而易行乎其中矣。是故天生神物，圣人格之；天地变化，圣人效之；天垂象，见吉凶，圣人象之；河出图，洛出书，圣人则之。于是乎近取诸身，远取诸物，作八卦以通神明之德，以顺性命之理，八卦成列，象在其中矣；因而重之，爻在其中矣；刚柔相摩，八卦相荡，变在其中矣；系辞焉而命之，动在其中矣；吉凶悔吝生乎动，而天地鬼神之为德，万物一体之为能，森乎昭著而无所遁乎易矣。

伟哉人生，禀二五之精，为万物之灵，得天地之中和，参乾坤之化育，四象应天，四体应地，天地之合辟，即吾身之呼吸也，昼夜之潮汐，即吾身之脉息也，天之北辰为群动之本，人之一心为全体之君也。由是观之，天之气，即人之气；人之体，即天之体。故康节曰：思虑未起，鬼神未知，不由乎我，更由乎谁？盖谓一念方萌，便达乎气，神随气见，便与天地鬼神相感通。然则天人相与之际，精哉妙矣，诚可畏矣；人身小天地，真无一毫之相间矣。今夫天地之理具乎易，而身心之理独不具乎易乎？矧天地之易，外易也；身心之易，内易也。内外孰亲？天人孰近？故必求诸己而后可以求诸人，先乎内而后可以及乎外；是物理之易犹可缓，而身心之易不容忽。

医之为道，身心之易也，医而不易，其何以行之哉？然易道无穷，而万生于一，一分为二，二分为四，四分为八，八分为十六，自十六而三十二，三十二而六十四，以至三百八十四爻，万有一千五百二十策，而交感之妙，化生之机，万物之数，皆从此出矣。

详而言之，则其所谓一者，易有太极也。太极本无极，无极即太极，象数未形理已具，万物所生之化原。故曰：五行不到处，父母未生前。又曰：杳杳冥冥，其中有精，其精甚真，其中有信。是为造物之初，因虚以化气，因气以造形，而为先天一气之祖也。医而明此，乃知生生化化，皆有所原，则凡吾身于未有之初，便可因之以知其肇基于父母，而预占其禀受之象矣。所谓一分为二者，是生两仪也。太极动而生阳，静而生阴；天生于动，地生于静；阳为阴之偶，阴为阳之基；以体而言为天地，以用而言为乾坤，以道而言为阴阳；一动一静，互为其根，分阴分阳，两仪立焉。是为有象之始，因形以寓气，因气以化神，而为后天体象之祖也。医而明此，乃知阴阳气血，皆有所钟，则凡吾身之形体气质，可因之以知其纯驳偏正，而默会其禀赋之刚柔矣。

所谓二分为四者，两仪生四象也。谓动之始则阳生，动之极则阴生；静之始则柔生，静之极则刚生。太少阴阳，为天四象；太少刚柔，为地四体；耳目口鼻以应天，血气骨肉以应地。医而明此，乃知阳中有阴，阴中有阳，则凡人之似阳非阳、似阴非阴，可因之以知其真假逆顺，而察其互藏之幽显矣。

所谓四分为八者，四象生八卦也。谓乾一、兑二、离三、震四、巽五、坎六、艮七、坤八也。乾，健也；坤，顺也；震，动也；巽，入也；坎，陷也；离，丽也；艮，止也；兑，说也。伏羲八卦，分阴阳之体象；文王八卦，明五行之精微。医而明此，方知阴阳之中，复有阴阳，刚柔之中，复有刚柔，而其对待之体，消息之机，交感之妙，错综之义，昭乎已备；则凡人之性理神机，形情病治，可因之以得其纲领，而会通其变化之多矣。自兹而四象相交，成十六事，八卦相荡，为六十四，分内外以配六爻，推九六以成蓍数，人物由之而大成，万象因之以毕具。前阅圆图，即其精义，是图虽象乎万有，尤切夫人之一身。

故曰先天图者，环中也；环中者，天之象也。六十四卦列于外，昭阴阳交变之理也；太极独运乎其中，象心为一身之主也。乾南坤北者，象首腹之上下也；离东坎西者，象耳目之左右也。自复至同人，当内卦震离之地，为阴中少阳之十六，在人为二八；自临至乾，当内卦兑乾之地，为阳中太阳之十六，在人为四八；自姤至师，当内卦巽坎之地，为阳中少阴之十六，在人为六八；自遁至坤，当内卦艮坤之地，为阴中太阴之十六，在人为八八。阳生于子而极于午，故复曰天根，至乾为三十二卦，以应前之一世；阴生于午而极于子，故姤曰月窟，至坤为三十二卦，以应后之半生。前一世始于复之一阳，渐次增添，至乾而阳盛已极，乃象人之自少至壮；后半生始于姤之一阴，渐次耗减，至坤而阳尽以终，乃象人之自衰至老。

纵观之，则象在初爻，其乾尽于午，坤尽于子，当二至之令，为天地之中而左右以判。左主升而右主降，升则阳居东南，主春夏之发生，以应人之渐长；降则阴居西北，主秋冬之收敛，以应人之渐消。

横观之，则象在二爻，其离尽于卯，坎尽于酉，当二分之中，为阴阳之半而上下以分。上为阳而下为阴，阳则日出于卯，以应昼之为寤；阴则日入于酉，以应夜之寐焉。即此一图，而天人之妙，运气之理，无不具矣。

再阅方图，其义象地，乾始于西北，坤尽于东南。天不足西北，故圆图之阳在东南；地不满东南，故方图之刚在西北。是皆伏羲之卦也。

又若文王八卦，位有不同。伏羲出自然之象，故乾上坤下，离左坎右；文王合河图之数，故火南水北，木东金西。（此节自方图以下并河洛数义，详方隅、气数二论。）质诸人身，天地形体也，乾坤情性也，阴阳气血也，左右逢原，纤毫无间，详求其道，无往不然。

故以爻象言之，则天地之道，以六为节，三才而两，是为六爻，六奇六偶，是为十二。故天有十二月，人有十二脏；天有十二会，人有十二经；天有十二辰，人有十二节。知乎此，则营卫之周流，经络之表里，象在其中矣。

以藏象言之，则自初六至上六为阴为脏，初六次命门，六二次肾，六三次肝，六四次脾，六五次心，上六次肺；初九至上九为阳为腑，初九当膀胱，九二当大肠，九三当小肠，九四当胆，九五当胃，上九当三焦。知乎此，而脏腑之阴阳，内景之高下，象在其中矣。

以形体言之，则乾为首，阳尊居上也；坤为腹，阴广容物也；坎为耳，阳聪于内也；离为目，阴明在外也；兑为口，拆开于上也；巽为股，两垂而下也；艮为手，阳居于前也；震为足，刚动于下也。天不足西北，故耳目之左明于右；地不满东南，故手足之右强于左。知乎此，而人身之体用，象在其中矣。

以生育言之，则天地氤氲，万物化醇，男女构精，万物化生。天尊地卑，乾父坤母，乾道成男，坤道成女，震坎艮是为三男，巽离兑是为三女。欲知子强弱，则震巽进而前，艮兑退而止；欲辨脉息候，则乾健在东南，坤顺向西北；欲为广嗣谋，则蓄坎填离宫，借兑为乾计；欲明布种法，则天时与地利，亏盈果由气，冬至始阳强，阴胜须回避。知乎此，而胎孕交感之道，存乎其中矣。

以精神言之，则北一水，我之精，故曰肾藏精；南二火，我之神，故曰心藏神；东三木，我之魂，故曰肝藏魂；西四金，我之魄，故曰肺藏魄；中五土，我之意，故曰脾藏意。欲知魂魄之阴阳，须识精神之有类。木火同气，故神魂藏于东南，而二八、三七同为十；金水同原，故精魄藏于西北，而一九、四六同为十；土统四气，故意独居中，其数惟五，而脏腑五行之象，存乎其中矣。

以动静言之。则阳主乎动，阴主乎静；天圆而动，地方而静；静者动之基，动者静之机。刚柔推荡，易之动静也；阴阳升降，气之动静也；形气消息，物之动静也；昼夜兴寝，身之动静也。欲详求夫动静，须精察乎阴阳，动极者镇之以静，阴亢者胜之以阳。病治脉药，须识动中有静；声色气味，当知柔里藏刚。知刚柔动静之精微，而医中运用之玄妙，思过其半矣。

以升降言之，则阳主乎升，阴主乎降；升者阳之生，降者阴之死。故日在于子，夜半方升，升则向生，海宇俱清；日在于午，午后为降，降则向死，万物皆鬼。死生之机，升降而已。欲知升降之要，则宜降不宜升者，须防剥之再进；宜升不宜降者，当培复之始生。畏剥所从衰，须从观始；求复之渐进，宜向临行。此中有个肯綮，最在形情气味。欲明消长之道，求诸此而得之矣。

以神机言之，则存乎中者神也，发而中者机也；寂然不动者神也，感而遂通者机也；蕴之一心者神也，散之万殊者机也。知乎此，则财原其始，直要其终，我之神也；挥邪如匠石之斤，忌器若郢人之鼻，我之机也。见可而进，知难而退，我之神也；疾徐如轮扁之手，轻重若庖丁之刀，我之机也。神之与机，互相倚伏。

故神有所主，机有所从；神有所决，机有所断；神为机之主，机为神之使。知神知机，执而运之，是即医之神也矣。

以屈伸言之，如寒往则暑来，昼往则夜来，壮往则衰来，正往则邪来。

故难易相成，是非相倾，刚柔相制，冰炭相刑。知乎此，则微者甚之基，盛者衰之渐；大由小而成，远由近而遍。故安不可以忘危，治不可以忘乱；积羽可以沉舟，群轻可以折轴。是小事不可轻，小人不可慢，而调和相济，以一成功之道，存乎其中矣。

以变化言之，则物生谓之化，物极谓之变；阴可变为阳，阳可变为阴。只此一二，交感生成，气有不齐，物当其会，而变化之由，所从出矣。故阳始则温，阳极则热；阴始则凉，阴极则寒。温则生物，热则长物，凉则收物，寒则杀物，而变化之盛，于斯著矣。至若夷父羌母，蛮男苗女，子之肖形，虬髯短股；杏之接桃，梨之接李，实必异常，多甘少苦。迨夫以阴孕阳，以柔孕刚，以小孕大，以圆孕方，以水孕火，以紫孕黄，以曲孕直，以短孕长。知乎此，则可以和甘苦，可以平膻香，可以分经纬，可以调宫商，可以为蛇蝎，可以为鸾凰，可以为尧桀，可以为彭殇，庶胸次化同大象，而应用可以无方矣。

以常变言之，则常易不易，太极之理也；变易常易，造化之动也。常易不变，而能应变；变易不常，靡不体常。是常者易之体，变者易之用；古今不易易之体，随时变易易之用；人心未动常之体，物欲一生变之用。由是以推，则属阴属阳者，禀受之常也；或寒或热者，病生之变也。素大素小者，脉赋之常也；忽浮忽沉者，脉应之变也。恒劳恒逸者，居处之常也；乍荣乍辱者，盛衰之变也。瘦肥无改者，体貌之常也；声色顿异者，形容之变也。常者易以知，变者应难识。

故以寒治热得其常，热因热用为何物？痛随利减得其常，塞因塞用为何物？检方疗病得其常，圆底方盖为何物？见病治病得其常，不治之治为何物？是以圣人仰观俯察，远求近取，体其常也；进德修业，因事制宜，通其变也。故曰不通变，不足以知常；不知常，不足以通变。知常变之道者，庶免乎依样画瓠卢，而可与语医中之权矣。

以鬼神言之，则阳之灵曰神，神者伸也；阴之灵曰鬼，鬼者归也。鬼神往来，都只是气。故曰鬼神者，二气之良能也。阳为天地之神，阴为天地之鬼，春夏为岁候之神；秋冬为岁候之鬼；昼午为时日之神，暮夜为时日之鬼。推之于人，则仁义礼智，君子之神；奸盗诈伪，小人之鬼。乐天知命，道德之神；阿谀谄容，势利之鬼。推之于医，则神圣工巧，得其神也；凡庸浅陋，类乎鬼也。精进日新，志惟神也；苟且殃人，心犹鬼也。察之形声，则坚凝深邃，形之神也；轻薄娇柔，形之鬼也。长洪圆亮，声之神也；短促轻微，声之鬼也。诊之脉色，则绵长和缓，脉之神也；细急休囚，脉之鬼也。清苍明净，色之神也；浅嫩灰颓，色之鬼也。是皆鬼神之征兆也。

至若鬼神之原，尚有所谓。夫天地之鬼神，既不能出天地之外；而人物之鬼神，又安能外乎人心？是以在天地则有天地之鬼神，在人物则有人物之鬼神。善恶出之吾衷，良心自然难泯；强弱皆由阳气，神鬼判乎其中。以故多阳多善者，神强而鬼灭；多阴多恶者，气戾而鬼生。然则神鬼从心，皆由我造；灵通变幻，匪在他求。知乎此，而吉凶祸福之机，求诸心而尽之矣。

以死生言之，则人受天地之气以生，聚则为生，散则为死。故气之为物，聚而有形；物之为气，散归无象。丹经云：分阴未尽则不仙，分阳未尽则不死。故原始而来属乎阳，是生必生于复，阳生而至乾；反终而归属乎阴，是死必死于坤，阳尽而归土。得其阳者生，故阳无十，阳无终也；得其阴者死，故阴无一，阴无始也。是以阳候多语，阴证无声；无声者死，多语者生。魂强者多寤，魄强者多眠；多眠者少吉，多寤者易安。故善操斯柄者，欲拯其死，勿害其生；将逐其寇，勿伤其君。阴阳聚散即其理，剥复消长是其机，而死生之道，尽乎其中矣。

以疾病言之，则泰为上下之交通，否是乾坤之隔绝。既济为心肾相谐，未济为阴阳各别。大过小过，入则阴寒渐深，而出为癥痞之象；中孚颐卦，中如土脏不足，而颐为臌胀之形。剥复如隔阳脱阳，夬姤如隔阴脱阴。观是阳衰之渐，遁藏阴长之因。姑象其概，无能赘陈。又若离火临乾，非头即藏；若逢兑卦，口肺相连。交坎互相利害，入东木火防炎。坤艮虽然喜暖，太过亦恐枯干。坎为木母，震巽相便；若逢土位，反克最嫌。金水本为同气，失常燥湿相干。坤艮居中，怕逢东旺；若当乾兑，稍见安然。此虽以卦象而测病情，以坎离而分水火；惟是坎本属水而阳居乎中，离本属火而阴藏乎内。故北方水地，一反存焉；南是火乡，二偏居上；东方阳木，八在其中；西是阴金，九当其位。可见离阳属火，半为假热难猜；坎水是阴，岂尽真寒易识？云从龙，风从虎，消长之机；水流湿，火就燥，死生之窍。倘知逆顺堪忧，须识假真颠倒。是以事变之多，譬诸人面，面人人殊，而天下之面皆相殊，古今之面无不殊。人面之殊，即如人心之殊，人心之殊，所以人病亦皆殊，此疾患之生，有不可以数计。

今姑举其大纲，而书不尽言，言不尽意，神而明之，存乎人耳。然神莫神于易，易莫易于医，欲该医易，理只阴阳。故天下之万声，出于一阖一辟；天下之万数，出于一偶一奇；天下之万理，出于一动一静；天下之万象，出于一方一圆。方圆也，动静也，奇偶也，阖辟也，总不出于一与二也。故曰天地形也，其交也以乾坤；乾坤不用，其交也以坎离；坎离之道，曰阴曰阳而尽之。然合而言之，则阴以阳为主，而天地之大德曰生。夫生也者，阳也，奇也，一也，丹也。

易有万象，而欲以一字统之者，曰阳而已矣；生死事大，而欲以一字蔽之者，亦曰阳而已矣。虽曰阳为阴偶而乾阳健运，阴为阳基而坤静常宁，然坤之所以得宁者，何莫非乾阳之所为？故曰如艮其止，止是静，所以止之便是动。是以阴性虽狡，未尝不听命乎阳，而因其强弱以为进退也。所以止之便是动。是以阴性虽狡，未尝不听命乎阳，而因其强弱以为进退也。所以元贯四德，春贯四时，而天地之道，阳常盈，阴常亏，以为万物生生之本，此先天造化之自然也。惟是阳如君子，阴如小人。君子则正大光明，独立不倚而留之难；小人则乘衅伺隙，无所不为而进之易。安得春光长不去，君子长不死？惜乎哉！阳盛必变，逝者如斯。故日中则昃，月盈则亏，亦象夫阳一而阴二，反觉阴多于阳，所以治世少而乱世多，君子少而小人多，期颐少而夭折多，此后天人欲之日滋也。是以持满捧盈，君子惧之。故圣人作易，至于消长之际，淑慝之分，则未尝不致其扶阳抑阴之意。非故恶夫阴也，亦畏其败坏阳德，而戕伐乎乾坤之生意耳。以故一阴之生，譬如一贼，履霜坚冰至，贵在谨乎微，此诚医学之纲领，生命之枢机也。

是以易之为书，一言一字，皆藏医学之指南；一象一爻，咸寓尊生之心鉴。故圣人立象以尽意，设卦以尽情伪，系辞焉以尽言，变而通之以尽利，鼓之舞之以尽神，虽不言医而义尽其中矣。故天之变化，观易可见；人之情状，于象可验；病之阴阳，有法可按。丽于形者，不能无偶；施于色者，不能无辨。是以君子将有为也，察之以理，其应如向，神以知来，知以藏往，参伍以变，错综其数，通其变，极其数，寂然不动，感而遂通天下之故，非天下之至精至神，其孰能与于此？与于此者，大其道以合天地，廓其心以合至真，融其气以生万物，和其神以接兆民。是谓得天地之纲，知阴阳之房，见精神之窟，搜隐秘之藏。

　　然而易天地之易诚难，未敢曰斡旋造化；易身心之易还易，岂不可变理阴阳？故以易之变化参乎医，则有象莫非医，医尽回天之造化；以医之运用赞乎易，则一身都是易，易真系我之安危。予故曰易具医之理，医得易之用。学医不学易，必谓医学无难，如斯而已也，抑孰知目视者有所不见，耳听者有所不闻，终不免一曲之陋；知易不知医，必谓易理深玄，渺茫难用也，又何异畏寒者得裘不衣，畏饥者得羹不食，可惜了错过此生。

　　然则医不可以无易，易不可以无医，设能兼而有之，则易之变化出乎天，医之运用由乎我。运一寻之木，转万斛之舟；拨一寸之机，发千钧之弩。为虚为实者易之，为寒为热者易之，为刚为柔者易之，为动为静者易之，高下者易其升降，表里者易其浮沉，缓急者易其先后，逆顺者易其假真。

　　知机之道者，机触于目，神应于心，无能见有，实能见虚，前知所向，后知所居。故可以易危为安，易乱为治，易亡为存，易祸为福。致心于玄境，致身于寿域，气数可以挽回，天地可以反复，固无往而非医，亦无往而非易，易之与医，宁有二哉？

　　然而用易者所用在变，用医者所用在宜。宜中有变，变即宜也；变中有宜，宜即变也。第恐求宜于变，则千变万变，孰者为宜？求变于宜，则此宜彼宜，反滋多变。有善求者，能于芬杂中而独知所归，千万中而独握其一，斯真知医易之要者矣。

　　然而知归知一，岂易言哉？余忽于孔子之言，有以得之，曰知止而后有定也。夫止即归之根，一之极也。盖病之止，止于生；功之止，止于成；恶之止，止于去；善之止，止于积。事之得失也必有际，际即止也；数之利钝也必有垠，垠即止也。至若一动一静，一语一默之间，无不皆有所止。止之所在，即理之窟也，即化之基也，即不二之门也。能知止所，有不定乎？既定矣，有不静乎？既静矣，有不安乎？既安矣，有不虑乎？既虑矣，有不得乎？所得者何？得诸易即得其变，得诸医即得其宜。然则得由乎虑，而虑由乎止。所谓止者，意有在而言难达也，姑拟其近似者曰：易有不易之易，宜有不疑之宜，即止所也。又拟之曰：必先于不摇不动处，立定脚根；然后于无二无三处，认斯真一，亦止所也。

夫止为得之本，得是止之末；得之生意萌乎止，止之实效归于得。观孟子曰：不动心。邵尧夫不语禅曰：请观风急天寒夜，谁是当门定脚人？此二子之功夫，谓不从止处得来耶？止之为义，神哉至矣！是诚医易之门路也。有能知此，则福胎于祸者，何祸不消？危生于安者，何危不却？夫是之调养生主，何不可也？夫是之谓医国手，亦何不可也？又岂特以一匕之济，足云医易之义哉？！嗟呼！圣贤之心，千古一贯；乐吾斯道，仁爱无穷。秘发鬼神，二竖奚从逃遁？玄同天地，六宫焉有西东？醉造化于虚灵，美壶中之日月；运阴阳于掌握，滴指上之阳春。至精至微，蒙圣人之教诲；其得其失，由自己之惰勤。五十学易，讵云已晚？一朝闻道，立证羲黄。即道即心，谁无先觉；余虽不敏，犹企医王。因尔重申其义曰：不知易不足以言太医，亦冀夫掖斯道之门墙。谨纪夫著论之岁月，则皇明之万历，壬子之一阳。